妇产科疾病
诊疗与保健

主编　冯亚玲　蒋本贵　李雪梅
　　　于春华　夏铭笛　洪长英

郑州大学出版社

图书在版编目（CIP）数据

妇产科疾病诊疗与保健／冯亚玲等主编. — 郑州：郑州大学出版社，2023. 8（2024.6 重印）
ISBN 978-7-5645-9774-0

Ⅰ．①妇… Ⅱ．①冯… Ⅲ．①妇产科病 - 诊疗 Ⅳ．①R71

中国国家版本馆 CIP 数据核字（2023）第 111952 号

妇产科疾病诊疗与保健

FUCHANKE JIBING ZHENLIAO YU BAOJIAN

策划编辑	李龙传	封面设计	曾耀东
责任编辑	薛 晗	版式设计	苏永生
责任校对	张彦勤	责任监制	李瑞卿

出版发行	郑州大学出版社	地 址	郑州市大学路 40 号（450052）
出 版 人	孙保营	网 址	http://www. zzup. cn
经 销	全国新华书店	发行电话	0371-66966070
印 刷	廊坊市印艺阁数字科技有限公司		
开 本	710 mm×1 010 mm 1 / 16		
印 张	9.75	字 数	170 千字
版 次	2023 年 8 月第 1 版	印 次	2024 年 6 月第 2 次印刷

书 号	ISBN 978-7-5645-9774-0	定 价	98.00 元

作者名单

主　编　冯亚玲　蒋本贵　李雪梅　于春华
　　　　夏铭笛　洪长英

副主编　蔡敏芳　秦英明　王　帅　刘　艳
　　　　王艳霞　张锦萍　李学慧　廖建玲
　　　　钟顺科　强馨文　陈　琤

编　委　（以姓氏笔画为序）

于春华　东莞市樟木头人民医院

王　帅　佛山市南海区人民医院

王艳霞　山东省菏泽医专附属医院

冯亚玲　无锡市妇幼保健院

刘　艳　成都市双流区妇幼保健院

李学慧　河北医科大学第一医院

李雪梅　广州市番禺区中医院

杨开琼　重庆市巫山县妇幼保健院

宋艳引　天津市第五中心医院生态城医院

张锦萍　内蒙古自治区呼和浩特市玉泉区
　　　　西菜园社区卫生服务中心

陈　琤　昆明安琪儿妇产医院

钟顺科　增城区新塘医院

洪长英　四川省成都市双流区妇幼保健院

秦英明　巴中市中医院

夏铭笛　山东大学附属生殖医院

蒋本贵　宁波市妇女儿童医院

强馨文　昌吉州中医医院

蔡敏芳　佛山市三水区人民医院

廖建玲　仁化县妇幼保健院

前言

近年来,我国妇产科学的研究与临床实践取得了显著进步,为促进及改善妇女的身心健康做出了重要贡献,得到了广大患者及国际同行的高度认可。但随着社会进步、经济发展、文化提升、观念转变、技术创新等日新月异的改变,我国医学将面临人口的增长与结构变化、计算机应用与信息传达、遗传学及相应研究的应用、卫生保健系统或体制的改革等新的问题。这都将为中国妇产科学发展及妇产科工作者提出新的要求与任务。

作为一线临床工作者,深谙精益求精的规范化诊疗技术是妇产科研究与临床实践的基础,为此,特编写此书。全书力求从临床实用的角度出发,围绕新理论、新技术、新规范,并结合国内外对疾病诊治的新进展编写而成。

随着妇产科医师水平的普遍提高和各种手术疗法的广泛开展,手术并发症的增加、手术指征的扩大化,以及术后疗效不理想等问题也逐渐增多。如何避免临床中的常见问题,使其尽可能少地出现,其中很重要的一点就是提高妇产科专业医师的技术和理论素质。本书紧紧围绕临床妇产科疾病的诊断与治疗编写,各部分内容新颖、翔实,条理清晰,使之贴近临床而更具实用价值,为妇产科医师提供了一个可行性、综合性的信息来源,可作为妇产科各级临床医师、医学院校学生学习和工作的参考书。

本书在编写中注重立足于临床,集中了编者多年的临床实践经验,通过基础理论与临床应用的密切结合,抓住疾病的重点、关键和难点,从实际应用的角度介绍了妇产科疾病的诊断治疗与保健。重点阐述了月经失调、妊娠病理、妊娠合并症、异常分娩等常见病的临床表现、诊断、鉴别诊断、治疗等内容,简要阐述了妇女保健措施,分析妇女身体、心理行为及生理发育特征的变化及其规律,制定有效的保健措施,保护和促进了妇女的身心健康。

随着医疗技术的发展,妇产科疾病诊断与治疗的技术日新月异,加之作者水平和经验有限,故书中如有疏漏或不足之处,恳请广大读者批评指正,以便更好地总结经验,起到共同进步、提高妇产科疾病诊疗水平的目的。

编　者

2023 年 4 月

目 录

第一章 女性生殖系统的解剖及生理

◀◀ 第一节 骨盆组成及类型

女性骨盆是上躯干和下躯干之间的连接处。它不仅是支撑臀部和保护内脏的重要器官,也是胎儿出生时必须经过的骨骼。它的大小和形状会直接影响胎儿的形成。一般来说,女性的骨盆比男性的骨盆更宽、更浅,这对胎儿的顺利分娩很重要。

一、骨盆的组成

(一)骨盆的骨

骨盆分为骶骨、尾骨、左右髋关节。每块髋骨由髂骨、坐骨和耻骨的组合形成;骶骨由5~6节骶骨融合而成,前部凹陷,从上到前突出,形成骶岬,这对测量骨盆对角线直径至关重要;尾骨由4~5节尾椎骨组成。

(二)骨盆的关节

骨盆的关节包括耻骨联合、骶髂关节和骶尾部关节。骨盆前方的两块耻骨由一种纤维软骨连接,称为耻骨联合。骶髂关节位于骶骨和髂骨之间,在骨盆后面。骶尾部关节是骶骨和尾骨的关节联合点,具有一定的能动性。

(三)骨盆的韧带

骨盆的不同部位连接处有两对重要的韧带,一对是骶骨、尾骨和坐骨结节的骶骨结节韧带,另一对是骶、尾骨与坐骨棘之间的骶棘韧带。骶棘韧性带宽或坐骨切迹宽度是骨盆是否变窄的重要指标。怀孕期间,受性激素和松弛素的影响,肌肉会松弛,每个关节的活动功能都轻微增多,这有利于胎儿在分娩时能顺利通过骨通道。

二、骨盆的分界

骨盆分为假骨盆和真骨盆两部分,以游离骨盆上边缘线、髂耻骨边界和骶岬上边缘为界。假骨盆,也称为大骨盆,位于腹部上方,是腹部的一部分。它的前部低于腹壁,两侧是髂翼,后面是第 5 腰椎。假骨盆和产道之间没有直接联系,但假骨盆某些直径的长度与真骨盆的大小有关。测量假骨盆的直径可以作为了解真骨盆的参考。真骨盆,也被称为小骨盆,在骨盆分界线的下方位置,是胎儿出生时要经过的骨通道。真骨盆实际上有两个开放的口,上开口为骨盆入口,下开口为骨盆出口,两口中间部分为盆腔。盆腔后壁为骶骨和尾骨,两侧有坐骨、坐骨棘和骶棘韧带,前壁为耻骨联合和耻骨支。坐骨棘位于骨盆的中间,通过肛门或阴道检查可以触及坐骨棘,它是胎儿出生时分辨胎先露部位下降度的一个重要指标。耻骨的两个下降分支的前部连接到耻骨弓上。盆腔呈现浅前部和深后部的状态,中轴线是骨盆轴,胎儿在出产道过程中会循骨盆轴娩出。

三、骨盆的类型

根据骨盆的形状(由 Callwell 和 Moloy 分开)将骨盆分为 4 种类型。

(一)女型

骨盆的入口是横向椭圆形的,有宽而浅的髂翼,入口的直径比前部和后部的直径稍长。耻骨弓较宽,两坐骨直径均 ≥10 cm,多为女性骨盆。在中国,女性占 52.0% ~58.9%。

(二)扁平型

骨盆入口的前后直径较短,横向直径较长,呈扁平的椭圆形。耻骨弓较宽,骶骨失去正常弯曲,呈直后弯或深弧形,导致骨盆较浅。此类型比较常见,中国女性占 23.2% ~29.0%。

(三)人猿型

骨盆入口是一个长孔,椭圆状,骨盆入口、骨盆中部和骨盆出口的直径较短,前后直径略长。坐骨切迹较宽,两侧壁微微内收,坐骨棘突出,耻骨弓狭窄,骶骨向后倾斜,因此骨盆前部较窄,后部较宽。骶骨通常有6个节段,这6个节段较直,比任何其他类型的骨盆都深。在中国,此类型的女性占14.2%～18.0%。

（四）男型

通往骨盆的通道略呈三角形,双侧壁内收,脊柱坐骨突出,耻骨弓狭窄,坐骨切迹狭窄且为高拱形,骶骨笔直向前倾斜,导致出口后矢状径较短。由于此类型骨盆呈漏斗状,常发生难产的情况。这种类型很少见,中国女性仅占1.0%～3.7%。

上述4种基本类型仅为理论分类,临床上最常见的是混合型骨盆。骨盆的形状和大小除了因种族不同而略有差异外,它的生长发育还受到了遗传、营养和性激素的影响。

第二节 女性内外生殖器及邻近组织

一、内生殖器

女性的内生殖器包括阴道、子宫、输卵管和卵巢。

（一）阴道

阴道是性交的器官,也是女性月经流出和胎儿分娩的通道。

1. 位置和形状

阴道在真骨盆下部的中间,是一个上宽下窄的通道,其前壁长7～9 cm,毗邻膀胱和尿道;后壁长10～12 cm,靠近直肠。上端包裹在子宫颈下端,并在阴道后部开口。子宫颈周围的一部分称为阴道穹隆。根据它的位置,可以分为4个部分:前部、后部、左侧和右侧。后穹隆是最深的,也是最靠近下腹部子宫腔的,此部位常被用来作穿刺或引流。

2. 组织结构

阴道壁由黏膜、纤维组织和肌层组织组成,有许多皱襞,使其可较大程度拉伸。阴道上皮呈淡红色,被多层鳞状上皮细胞覆盖,无肿瘤,偶尔受激素影响发生变化。阴道肌肉层由两层平滑肌组成,一层是外纵层,另一层是内环层。肌肉层外部覆盖着纤维组织膜,其弹性纤维比肌肉的弹性纤维更有保护作用。阴道壁有静脉血管丛,受伤后经常出血或出现血肿。

(二)子宫

子宫是孕育胚胎、胎儿和产生月经的场所。

1.形状

子宫是一个有腔的肌肉器官,前后略平,呈倒梨形。它重 50 g,长 7 ~ 8 cm,宽 4 ~ 5 cm,厚 2 ~ 3 cm,容积可达 5 mL。子宫上部较宽的部分称为子宫体,其上端凸起的部分称为子宫底,子宫角位于输卵管束的两侧,与输卵管相通。子宫的下部是狭窄的圆柱形,称为子宫颈。子宫体与子宫颈的比例随年龄的不同而变化,儿童时期是 1∶2,成年女性是 2∶1,老年女性为 1∶1。

子宫腔是一个倒三角形,顶部宽,底部窄,两侧有输卵管,其尖端部分从子宫颈向下。子宫体和宫颈之间发育最窄的部分被称为子宫峡部,在未怀孕期间长约 1 cm。子宫峡部的上端被称为解剖学内口,因为它的解剖上部较窄;它的下端被称为组织学内口,因为这里的黏膜组织从子宫腔的子宫内膜变为宫颈黏膜。妊娠期间,子宫峡部逐渐延长,妊娠末期能达到 7 ~ 10 cm,导致宫颈下段的形成。子宫颈内的梭形腔称为宫颈管。在成年女性中,它有 2.5 ~ 3.0 cm 长,其下端被称为宫颈外开口,子宫颈下端伸入阴道的一部分称为子宫颈阴道部;阴道的上部被称为宫颈阴道上部。

2.组织结构

(1)宫体:宫体壁由 3 层组织组成,从内表面以此向外可分为子宫内膜、肌肉层和浆膜层(内脏腹膜)。子宫内膜在青春期受到卵巢激素的影响,其表面 2/3 可以在某个时候发生变化,称为功能层;子宫肌层附近的 1/3 子宫内膜没有改变,称为基底层。

子宫肌层通常比较厚,未怀孕时约 0.8 cm 厚。肌肉层由肌束和弹性肌组成。肌束像网状物一样纵横交错,可分为 3 层:外层为纵向,内层为圆环形,中间层交叉排列。肌肉层含有血管,当子宫收缩时,血管会被压迫,可以防止子宫出血。

子宫浆液层是覆盖子宫底部、前部和后部的内脏腹膜,与肌肉层一致。然而,在子宫前部靠近峡部的地方,腹膜和子宫壁松弛,并向前折叠以覆盖膀胱,导致膀胱子宫应力。在子宫后期,腹膜沿着子宫壁下降,到达宫颈后部和阴道后部,然后弯曲到直肠,导致直肠子宫凹陷,也称为"道格拉斯"凹陷。

（2）宫颈:其构成主要为结缔组织,并且含有少量平滑肌、血管和弹性肌。宫颈黏膜是一层带有腺体的高柱状上皮,其腺体可以分泌碱性黏液,形成黏液栓,阻塞宫颈管道。宫颈和阴道被几层表面光滑的鳞状上皮覆盖。子宫颈外口柱状上皮和鳞状上皮的交汇处是癌症经常发生的部位。子宫颈也会受到性激素的影响,并且会暂时改变其周期性。

3. 位置

子宫位于盆腔中部,膀胱和直肠之间,下端与阴道相连,卵巢和输卵管位于两侧。当膀胱排空时,成人子宫的正常位置稍微前倾并屈曲,主要由子宫韧带、盆底肌肉和筋膜支撑。通常情况下,颈椎的下端略高于坐骨棘的水平。

4. 子宫韧带

（1）圆韧带:因其呈圆索状而被命名,有结缔组织和肌肉。从子宫角前部开始,在输卵管近端下方,在子宫较宽韧带前叶的覆盖下,它横向延伸,到达两侧的骨盆壁,然后通过腹股沟管并在大阴唇前端结束,以保持子宫的前倾位置。

（2）阔韧带:子宫两侧的两层腹膜褶皱,呈翼状,由覆盖子宫前后的腹膜形成,腹膜从子宫后缘向两侧延伸,到达骨盆,可以阻止子宫向两侧倾斜。阔韧带有前叶和后叶之分,其上缘为游离状,内包裹输卵管的2/3（伞布没有腹膜的覆盖）和1/3的外部运动通过卵巢肌和横向肌到达骨盆漏斗韧带或卵巢悬韧带。输卵管下方和结缔卵巢上方的阔韧带称为输卵管系膜,由一束结缔组织和中肾组织组成。卵巢和阔韧带侧叶的交叉处称为卵巢系膜。卵巢中间侧和宫腔之间的宽韧带稍厚,称为卵巢细韧带或卵巢韧带。子宫体两侧较宽的韧带中有许多血管、神经、淋巴管和许多排列松散的组织,称为宫旁组织。子宫动脉和静脉及尿液通过较宽静脉的基底。

（3）主韧带:也称为宫颈横韧带。位于阔韧带的下方,一对硬平滑肌和结缔纤维束穿过宫颈两侧和骨盆侧壁。它们是纠正子宫颈位置和防止子宫下垂的主要结构。

（4）宫骶韧带:从子宫颈后部的上部（相当于组织学内部开口的水平）,穿过直肠到达两侧第二和第三下椎骨前的筋膜。韧带由肌肉和结缔组织组成,由腹膜覆盖。它们短、厚、强壮,来回拉动子宫颈,将子宫控制在前倾的位置。

（三）输卵管

输卵管是精子和卵子相遇受精的地方，也是将受精卵输送到子宫腔的通道。它是一对细长且弯曲的管道，位于阔韧带的上部边缘内，中间侧与子宫相连，外端游离，靠近卵巢。全长 8 ~ 14 cm。根据输卵管的形状，从内部分为 4 部分。①间质区域：这是进入子宫壁的部分，狭窄而短，长度为 1 cm。②峡部区域：在间质区域的外侧，管腔狭窄，长度为 2 ~ 3 cm。③壶腹区域：在峡部外侧，管腔较大，长 5 ~ 8 cm。④伞部区域：通向腹腔的输卵管末端，有一个独立的开口，游离端为漏斗形，并有较多的手指状突起。伞的长度各不相同，通常在 1.0 ~ 1.5 cm，具有"拾卵"的功能。

输卵管壁由 3 层组成：外层是浆液层，是腹膜的一部分；中间层是平滑肌层，通常伴随收缩，可导致输卵管从远端向近端蠕动；内层是由一层高柱状上皮覆盖的黏膜层。上皮细胞分为 4 种类型：纤毛细胞、无纤毛细胞、楔形细胞和未分化细胞。纤毛细胞的纤毛摆动能够帮助运输卵子；无纤毛细胞具有分泌作用（也称为分泌细胞）；楔形细胞可能是无纤毛细胞的前体；未分化细胞，也称为游走细胞，是为其他上皮细胞保留的备用细胞。性激素持续影响血管、输卵管的收缩，以及黏膜上皮细胞的形态、分泌和纤毛振荡。

（四）卵巢

卵巢是一对扁椭圆形性腺，具有生殖和内分泌功能。卵巢的大小和形状随着年龄的增长而变化。青春期前，卵巢表面光滑；青春期开始排卵后，卵巢表面逐渐不平整。成年女性的卵巢约 4 cm×3 cm×1 cm，重 5 ~ 6 g，颜色为灰白色；绝经后，卵巢逐渐萎缩，变得越来越小，并且越来越硬。卵巢位于输卵管的后下部，卵巢的系膜附着在阔韧带的后叶上。有血管进出卵巢，称为卵巢门。卵巢的外侧通过骨盆漏斗韧带与骨盆壁相连，内侧通过韧带与子宫相连。

卵巢表面没有腹膜，由一层立方上皮覆盖，称为生发上皮。上皮的深层含有称为卵巢白膜的厚组织。再里面是卵巢实质，它分为皮质和髓质。皮质位于外层，有数以万计的原始卵泡和结缔组织；髓质位于中间，没有任何卵泡，有疏松的组织、丰富的血管、神经和淋巴管，以及沿着卵巢悬吊韧带延伸的小肌肉，对卵巢运动有影响。

二、外生殖器

女性外生殖器,也称为外阴,是指生殖器外露的部分,包括从耻骨联合到中心的会阴的组织。

(一)阴阜

阴阜是耻骨联合前方的皮肤凸起,皮下区域有大量脂肪。在青春期,这部分皮肤开始长出毛发,其分布面积呈倒三角形。阴毛的密度和颜色因种族不同存在多样性和个体差异。

(二)大阴唇

大阴唇是一对纵向隆起的皮肤皱襞,靠近两股之间,从阴道开始到会阴结束。两侧大阴唇的前端是子宫圆韧带的末端,其后端与会阴融合,形成阴唇的前后结合。大阴唇的外部与皮肤相同,内部有脂质和汗腺,阴毛通常在青春期生长;它里面的皮肤像黏膜一样湿润。大阴唇的皮下脂肪层由许多血管、淋巴管和神经组成,损伤后经常出血和血肿。未婚女性的大阴唇总是自然并拢;生产后会向两侧分开;绝经后会逐渐萎缩,阴毛也慢慢减少。

(三)小阴唇

小阴唇是大阴唇内侧的一对薄褶皱。表面潮湿、棕色、无毛,富含神经末梢,使其非常敏感。两侧的小阴唇在前端融合,分为两个包裹在阴蒂周围的瓣,前瓣形成阴蒂包皮,后瓣形成阴蒂系带。小阴唇后端与大阴唇后端相接,通向中线的阴唇系带。

(四)阴蒂

阴蒂位于两个小阴唇末端的交界处,是一种类似于阴茎的组织,具有勃起性质。它分为3个部分,前端的阴蒂头暴露于外阴,末端血管丰富,高度敏感;中间是一个阴蒂体;在它们的后面是连接在耻骨腿上的阴蒂脚。

(五)阴道前庭

阴道的前庭是小阴唇两侧的菱形区域。前面是阴蒂,后面是阴唇系带。在这个区域里,前部有尿道口,后部有阴道口,阴道口与唇系带之间有一个浅隐窝,称为舟状隐窝(也称为前庭阴道隐窝)。在此区域里还有以下各结构。

1. 前庭球

前庭球也被称为球海绵体,位于前庭两侧,是由可勃起的静脉丛组成。它的前部与阴蒂相连,背部紧挨着前庭大腺。它的表面覆盖着球状海绵体的静脉。

2. 前庭大腺

前庭大腺也被称为巴多林腺,位于大阴唇的后部,由球海绵体肌肉覆盖,球海绵肌像豆子一样大,一块在左边,另一块在右边。腺管细长(1～2 cm),向内开口,位于前庭后方的小阴唇与处女膜之间。其分泌的黏液在性生活中起到了润滑作用。这个腺体在正常情况下是不会被触碰的。如果腺管口被阻塞,就会形成囊肿。

3. 尿道口

尿道口在阴蒂头的前庭前部,形状微圆。在后壁上,有一对常见的腺体,称为尿道旁腺体,其分泌物具有润滑尿道口的作用。微生物经常潜伏在这些腺体中。

4. 阴道口及处女膜

阴道口位于尿道口后部的前庭后方。它的外围覆盖着一层薄薄的黏膜,即处女膜。膜的两侧被鳞状上皮覆盖,鳞状上皮由结缔组织、血管和神经末梢组成,有一个洞,通常在中间位置,洞的形状、大小和厚度因人而异。处女膜可能会因为性行为或运动剧烈而破裂,并受到分娩的影响,会导致处女膜在分娩后只留有一个痕迹。

三、邻近器官

女性的生殖器官与盆腔内其他器官及其血管、淋巴和神经纤维关系密切。当一个器官在体内产生病变时,往往会影响到邻近的器官。

(一)尿道

尿道是一个肌性器官,始于三角形膀胱的末端,穿过泌尿生殖膈,止于阴道的外尿道开口。长度4～5 cm,直径约0.6 cm。尿道内括约肌为不随意肌,而尿道外括约肌则相反,为随意肌,与会阴深横肌紧密连接。由于女性尿道又短又直,而且靠近阴道,因此很容易引起尿路感染。

(二)膀胱

膀胱是一种囊状肌性器官,当膀胱无尿液时呈椎体状,位于耻骨联合后部、子宫前部。其尺寸和形状可以根据其填充状态和相邻器官的情况而变化。当尿液排空时,整个膀胱都在骨盆中,当膀胱充满时,膀胱可以突出到骨盆甚至腹腔。膀胱分为4个部分:顶部、底部、体部和颈部。腹前壁的下腹膜覆盖膀胱顶部,并后移至子宫前壁,导致两者之间形成膀胱子宫凹陷。膀胱下方由黏液形成的三角形区域称为膀胱三角。三角形下部直通尿道的内口,三角形的两侧是输尿管口,两个口之间的距离约为2.5 cm。这个部分挨着子宫颈和阴道前部,它们之间有松散的组织。膀胱壁由3层组成:浆膜、肌层和黏膜。肌肉层由平滑肌组成。外层和内层通常是纵向的,而中间层通常是圆形的。这3层是相互交错的,在排尿过程中起着重要作用。

(三)输尿管

输尿管是一对肌性圆索状长管,起源于肾小管,通向膀胱,长度约30 cm,粗细不等。最细的部分内径只有3~4 mm,最粗的部分可以达到7~8 mm。女性的输尿管从肾盂开始沿着腰大肌前部(腰段)的中间部分向腹膜后;穿过髂外动脉起点的前部进入髂下关节的盆腔(骨盆段);在腹膜后继续从髂内动脉下行,到达阔韧带底部继续向前,在宫颈外约2 cm处穿过静脉。然后,通过阴道穹隆顶部和主韧带前的尿道,进入膀胱底部。在膀胱动脉壁内倾斜1.5~2.0 cm(壁内段),在膀胱三角底的外角开口。在子宫切除术和结扎子宫动脉的过程中,避免损伤输尿管是很重要的。

尿壁的厚度约为1 mm,分为3层:黏膜、肌层和外膜。来自肾脏、卵巢、髂骨、子宫和膀胱的血管分支在输尿管周围吻合,形成丰富的血管丛,进入尿壁。

(四)直肠

直肠位于骨盆后部,与上方的乙状结肠肠道和下方的肛管相连。从左侧骶髂关节到肛门,总长度为15~20 cm。前面是子宫和阴道,后面是骶骨。直肠的1/3部分是腹膜间位器官,腹膜覆盖直肠的前部和侧面;中间1/3节段是腹膜外器官,只被前面的腹膜覆盖;直肠的下1/3部分都位于腹膜外。直肠中部的腹膜向前穿过宫颈和子宫后壁,引起直肠子宫凹陷。直肠长2~3 cm,由直肠内外和肛门提肌包围,直肠外是骨盆肌肉的一部分。在妇科手术和控制分娩过程中,应注意避免对直肠和肛管造成损伤。

(五)阑尾

阑尾底部在盲肠自由端之间的侧壁开口,长7~9 cm,通常位于右髂窝。

它的位置、长度和厚度变化很大,一些下端可到达右侧输卵管和卵巢位置。因此,女性阑尾炎可能会累及子宫附件,应注意鉴别诊断。在怀孕期间,阑尾的位置可以在孕月增加的过程中逐渐转移到上部和外部。

◀◀ 第三节　女性生殖器的血管、淋巴、神经及骨盆底

一、血管

(一)动脉

女性生殖器官内外的血液主要来自卵巢动脉、子宫动脉、阴道动脉和阴部内动脉。

1. 卵巢动脉

卵巢动脉右侧由腹主动脉分出,左侧由肾动脉分出。它从腹膜后部沿着腰大肌前部下降到骨盆,穿过尿道下部和髂肌,通过骨盆漏斗韧带水平运行,然后通过卵巢肠系膜进入卵巢门。卵巢动脉在进入卵巢门供应输卵管之前,在输卵管中分出几个分支,其末梢与宫角附近子宫动脉的卵巢分支呈比例。

2. 子宫动脉

它是髂内动脉的前支,于腹膜后下降到骨盆侧壁,到达子宫外(相当于子宫颈内开口水平),距离阔韧带和子宫旁组织基底约 2 cm,通过尿道到达子宫边缘,然后将其分为上支和下支:上部分支相对较粗,沿着子宫边缘行进,称为宫体支,然后在宫角处又分为宫底支(分布在宫底)、卵巢支(与卵巢动脉端吻合)和输卵管支(分布于输卵管内);下部分支较细,分布在子宫颈和阴道上部,称为宫颈-阴道支。

3. 阴道动脉

它是髂内动脉的前支,许多小分支分布在阴道中下部的前部和后部、膀胱顶部,膀胱的颈部和阴道分支与子宫动脉迷走神经分支和阴部内动脉分支吻合。阴道的上部由宫颈-阴道支提供,中部由阴道动脉提供,下部主要由阴部内动脉和痔中动脉提供。

4.阴部内动脉

它是髂内动脉前干的末端分支,经过坐骨孔下方的梨状肌从骨盆腔穿出,在坐骨棘的后部绕过,然后穿过坐骨小孔到达坐骨肛门窝,分出 4 支。①痔下动脉:分布在直肠下方和肛门。②会阴动脉:分布在会阴顶部。③阴唇动脉:分布在大阴唇和小阴唇上。④阴蒂动脉:分布于阴蒂和前庭球中。

(二)静脉

每个骨盆动脉都有同名的静脉,并在相应的器官内和周围形成静脉群,这些器官相互吻合。因此,盆腔静脉感染很容易传播。卵巢静脉在离开卵巢门后形成了静脉群,卵巢门与同名动脉在一起,右进入下腔静脉,左进入左肾静脉。因此,左侧盆腔静脉曲张更为常见。

二、淋巴

女性生殖器官和盆腔有着丰富的淋巴分布,大多数淋巴结沿着其所对应的血管排列,其数量、大小和位置都不是固定的。它们一般分为两组:外生殖器淋巴和盆腔内淋巴。

(一)外生殖器淋巴

1.腹股沟浅淋巴结

腹股沟浅淋巴结一般有上下两组之分,上组沿韧带排列,包容阴道外、会阴、阴道段和直肠的淋巴;下组位于隐静脉末端附近,包容会阴和下肢的淋巴。它的大部分输出管道流入深部淋巴结,一小部分流入髂外淋巴结。

2.腹股沟深淋巴结

它位于股管内和股静脉内。它包容阴蒂、股静脉和腹股沟浅表淋巴区域,并流入闭孔、髂内和其他淋巴结。

(二)盆腔内淋巴

(1)髂淋巴组:主要是由髂内、髂外及髂总淋巴结构成。

(2)骶前淋巴组:位于骶骨前方。

(3)腰淋巴组:位于腹主动脉旁。

下生殖道的淋巴结通常汇入到内部淋巴结。上阴道的淋巴液与宫颈相似,大部分流入闭孔和髂淋巴结;少部分通过子宫骶骨韧带进入髂外淋巴结和骶前淋巴结。子宫体、宫底、输卵管和卵巢淋巴都会转移到腰部的淋巴结。当内、外生殖器官发生感染或癌症时,感染或癌症通常会沿着流经每个节段的回流淋巴管扩散,导致淋巴结的变性肿大。

三、神经

(一)外生殖器的神经支配

外生殖器主要受会阴神经支配。它由第Ⅱ、第Ⅲ和第Ⅳ骶神经的分支组成,包含感觉和运动神经纤维,并以与阴部内神经相同的方式引导。它分为3个分支,分别是会阴神经、阴蒂背神经和肛门神经(也称为痔下神经),分布在会阴、阴唇、阴蒂和直肠周围。

(二)内生殖器的神经支配

内生殖器通常受交感神经和副交感神经支配。交感神经从腹主动脉前神经丛分离进入骨盆,分为两部分。①卵巢神经丛:分为卵巢和输卵管。②骶前神经丛:多在宫颈附近形成盆腔神经丛,通常分布在子宫体、宫颈、膀胱上方等。骨盆丛包含来自第Ⅱ、Ⅲ和Ⅳ骶神经副交感神经和向心传导作用的感觉神经。子宫平滑肌具有自我修复的功能,在完全切除神经后,还可以进行有节律性的收缩活动和分娩过程。

四、骨盆底

骨盆底由肌肉和筋膜构成,密封骨盆出口并支撑器官。如果盆底结构和功能出现异常,可能会影响器官的功能和所在位置,甚至引起紊乱;分娩后处理不当也会对盆底造成损害。

骨盆底的前面是耻骨联合的下部,后面是尾尖,两侧是耻骨的降支、坐骨的上行支和坐骨结节。双侧坐骨结节的前部将盆底分为两部分:前部是一个泌尿生殖三角形,有尿道和阴道通道;后侧是肛门三角,肛管穿过它。骨盆底板由外向内分为外层、中层和内层。

(一)外层

外层是面部筋膜和肌肉。在外生殖器下方,会阴皮肤和皮下组织是会阴浅表筋膜,其深层空间由三对肌肉和一括约肌组成。这层肌肉的肌腱在阴道和直肠的外部开口之间旋转,形成神经根。

1. 球海绵体肌

球海绵体肌位于阴道两侧,覆盖前庭球部和前庭大腺,并与肛门后外括约肌相连。这些肌肉可以在收缩过程中收紧阴道,也称为阴道括约肌。

2. 坐骨海绵体肌

坐骨海绵体肌从坐骨结节的内部开始,沿着分支的内部,最后汇合在阴蒂的海绵体(在阴蒂的底部)。

3. 会阴浅横动脉

两侧内侧的中肋骨为坐骨结节,与中央静脉相连。

4. 肛门外括约肌

对于肛门周围的环形动脉,前端用中央动脉代替。

(二)中层

中层是泌尿生殖道隔膜。它由两层硬筋膜和一层薄薄的肌肉组成,覆盖在耻骨弓和两个坐骨结节形成的骨盆出口前的矩形平面,也称为三角韧带。其中有一条通过尿道和阴道的通道。在两层筋膜之间,有一对从坐骨结节到中央动脉和尿道周围尿道括约肌的会阴深横肌。

(三)内层

1. 盆膈

它在一层坚硬的盆底里面。它由肛提肌和内外一层筋膜覆盖物组成。它从前到后穿过尿道、阴道和直肠。

2. 肛提肌

它是位于骨盆底部的扁平肌肉,看起来像漏斗形。每个肛提肌从前面到后面均有 3 个部分。

(1)耻骨尾肌:是肛提肌的主要部分,在最内侧的位置。来自耻骨内侧的肌肉沿着尾部的阴道和直肠端向下分支,阴道和直肠周围的一小部分肌肉端。对这层组织的损伤会引起膀胱和直肠的炎症。

(2)髂尾肌:它是中心位置,从肌肉的后部(例如闭孔肌表面筋膜的厚度)开始,向中间和后方移动,与耻骨尾肌一起移动,然后穿过直肠两侧到达尾骨。

(3)坐尾肌:它是较为靠后的肌肉,从两侧的坐骨棘到尾部和骶骨。肛提肌可以加强盆底的支撑力。

3.会阴

从广义上讲,会阴是指包围骨盆出口的所有软组织。前部是耻骨联合的下部边缘,后侧是尾尖,两侧是耻骨的下降支、坐骨支、坐骨结节和骶骨结节韧带。会阴窄点是指阴道口和直肠的软组织,厚 3~4 cm,从外到内逐渐缩小到边缘。表面由皮肤和皮下脂肪组成,内层为会阴中央肌,也称为会阴体。怀孕期间会阴组织的柔软组织对分娩是有益的,分娩时可以保护会阴防止撕裂。

第四节 卵巢、子宫内膜及生殖器其他部位的周期性变化

一、卵巢

(一)卵巢的功能

卵巢细胞是女性的性腺,其主要作用是产生卵子并排卵、分泌女性激素。这两种功能分别称为卵巢的生殖功能和内分泌功能。

(二)卵巢的周期性变化

从青春期到绝经前,卵巢在形态和功能上会发生变化,称为卵巢周期,主要变化如下。

1.卵泡的发育及成熟

人类卵泡的发育始于胚胎期,出生时卵巢中约有200万个卵泡。在儿童时期,大多数卵泡会渐渐退化,接近青春期只有大约30万个卵泡还留存着。卵泡在胚胎发育后进入自我发育和闭合的循环,这一过程不依赖于促性腺激素,其目前的机制还不清楚。进入青春期后,卵泡的生长过程依靠促性腺激素的支持从个体发育发展到生长。在生殖期,每月都会产生一组卵泡。经过招募和筛选,通常只有一个主要来源可以成熟并排出卵子。剩余的卵泡在一定程度上发育,并通过细胞凋亡过程自我破坏,称为卵泡闭锁。在女性的一生中,通常只有400~500个卵泡能够成熟并排卵。卵泡的生长过程根据其形态、大小、生长和组织学特征可分为以下阶段。

（1）原始卵泡：由处于减数分裂两个阶段的初级卵母细胞和其周围的一层梭形颗粒前细胞层组成。

（2）窦前卵泡：围绕卵母细胞的梭形前体颗粒细胞变成柱状颗粒细胞并进行有丝分裂，形成第一个卵泡。窦前卵泡是初级卵泡成熟的阶段，其组织学变化为卵母细胞增殖，外围有透明带，颗粒细胞延伸成多层，外围间质细胞包裹形成了卵泡膜的内、外泡膜层。基底膜层出现在细胞层和卵泡膜层之间。在这个阶段，卵泡生长发育有3种主要受体，即卵泡刺激素（FSH）、雌二醇（E_2）和睾酮（T）受体。

（3）窦状卵泡：在雌激素和FSH的不断刺激下，产生卵泡液，形成卵泡腔，也称为次级卵泡。在FSH的作用下，该卵泡阶段的颗粒细胞接受黄体生成素（LH）受体，在LH的协同作用下，雌激素的产生量比窦前卵泡显著增加。

（4）排卵前卵泡：指卵泡发育的最后阶段，卵泡液突然增多，卵泡腔增大，卵泡体积也明显增大，直径在15～20 mm。卵泡向卵巢表面突起，其结构由外向内如下。①卵泡外膜：是有密度的卵巢间质，在卵巢间质上没有明确的区域。②卵泡内膜：从卵巢皮质层的间质细胞中获得，细胞为多边形，比颗粒细胞大。③颗粒细胞：细胞呈立方体，细胞之间没有血管，营养物质来自最外层的细胞。④卵泡腔：腔中充满许多纯卵泡液。⑤卵丘：以丘状特征存在于卵泡腔，卵细胞深入其中。⑥放射冠：围绕卵细胞的一层颗粒细胞，排列呈放射状。

2. 排卵

卵细胞及其周围颗粒细胞一起排出的过程称为排卵。排卵前，由于下丘脑主要卵泡分泌雌激素峰值的积极作用，下丘脑释放大量GnRH，刺激垂体释放促性腺激素，使LH/FSH达到峰值。LH峰使卵母细胞恢复减数分裂过程，直到第一次减数分裂完成，第一个极体被排出，第一个卵母细胞成熟为次级卵母细胞。由于LH峰值的作用，卵泡在排卵前发生黄体化，产生少量孕酮。LH/FSH排卵高峰与孕酮协同作用，激活卵泡液中蛋白水解酶的活性，溶解卵泡壁突起的直径，产生排卵孔。卵泡液中的前列腺素在排卵前显著增加，在排卵期达到峰值。前列腺素可以促进卵泡壁蛋白水解酶的释放，也可以促进卵巢肌肉细胞的收缩，这对排卵有很大帮助。月经规律的女性更有可能在下一个月经周期前14天左右排卵。

3.黄体的形成与退化

排卵后,卵泡液排出,卵泡腔内压下降,卵泡壁塌陷,生出更多褶皱。卵泡壁的颗粒细胞和子宫内膜细胞侵入内部,被结缔组织膜包围,共同形成黄体。卵泡颗粒细胞和内膜细胞在 LH 排卵高峰的作用下进一步黄体化,分别形成颗粒黄体细胞和卵泡膜黄体细胞。黄体细胞的直径从 12 ~ 14 μm 扩大到 35 ~ 50 μm 不等。颗粒细胞按照血管内皮生长因子的顺序进行血管化。排卵后 7 ~ 8 天(相当于月经 22 天左右),黄体的体积和功能达到峰值,直径为 1 ~ 2 cm,颜色发黄。

(三)卵巢性激素的合成及分泌

主要为雌激素(estrogen)和孕激素(progesterone)及少量雄激素(androgen),均为甾体激素(steroid hormone)。

1.甾体激素的基本化学结构

甾体激素是类固醇激素的一种。类固醇激素的基本化学结构是环戊烷多氢菲环。根据碳原子数分为 3 组:孕激素含有 21 个碳原子,其基本结构为孕烷核;雄激素含有 19 个碳原子,其基本结构是雄烷核;雌激素含有 18 个碳原子,其基本结构为雌烷核。

2.甾体激素的生物合成过程

卵巢组织含有一种直接吸收胆固醇合成性激素的酶。由胆固醇组成的孕烯醇酮是所有类固醇激素的前体。孕烯醇酮合成雄烯二酮的途径有 Δ^4 种和 Δ^5 种。卵巢细胞在排卵期通过 Δ^5 种方法合成雌激素。排卵后,雌激素可以通过 Δ^4 和 Δ^5 两种方法产生。孕酮的合成通过 Δ^4 途径。雌激素的合成是通过在卵泡膜细胞和颗粒细胞中掺入 FSH 和 LH 来实现的。卵泡膜细胞上存在 LH 受体。当黄体生成素与黄体生成素受体结合时,可导致细胞内胆固醇形成睾酮和雄烯二酮,后两者可通过细胞膜进入颗粒细胞,成为雌激素的前体。颗粒细胞有 FSH 受体,FSH 与 FSH 受体结合可激活芳香化酶活性,将睾酮和雄烯二酮分别转化为雌二醇和雌酮,并渗透到循环血液和卵泡液中。

3.甾体激素代谢

甾体激素通常会在肝脏进行降解,之后以硫酸盐或葡糖醛酸盐结合的形式由肾脏排出。

4. 卵巢性激素分泌的周期性变化

(1)雌激素：当卵泡发育时，雌激素的分泌量非常低；月经来潮第7天，卵泡部雌激素分泌迅速增加，在排卵前达到高峰；排卵后，卵泡液释放到腹腔的雌激素会暂时减少。排卵后1~2天，黄体开始分泌雌激素，雌激素逐渐增加。排卵后7~8天，黄体已成熟，循环中出现另一个雌激素产生高峰。之后，黄体萎缩，雌激素水平下降，在月经期间为最低水平。

(2)孕激素：在卵泡期，卵泡不分泌孕酮。排卵前卵泡的颗粒细胞按照LH排卵高峰的顺序进行黄体化，并开始分泌少量孕酮。排卵后，黄体中孕激素的分泌逐渐增加到排卵后7~8天，当黄体成熟时，分泌达到峰值，此后逐渐减少，并下降到月经开始时的卵泡水平。

(3)雄激素：女性的雄激素主要来自肾上腺，少量来自卵巢，包括由卵泡膜和卵巢间质合成的睾酮和雄烯二酮。雄激素在排卵前周期的进展促进了非特异性卵泡闭锁，同时也增加了性活动。

5. 卵巢性激素的生理作用

(1)雌激素的生理作用：作用如下。①子宫肌：促进子宫肌细胞的生长和肥大，使肌肉层变厚；改善血液循环，促进和控制子宫生长；增加子宫平滑肌对催产素的敏感性。②子宫内膜：增加子宫内膜腺体和子宫颈间质的生长和修复。③子宫颈：保持子宫颈的松弛度，促进宫颈黏液的分泌量，使其具有弹性，易于拉成丝状。④输卵管：促进输卵管肌肉层的生长和上皮的分泌功能，并能改善输卵管肌的节律。⑤阴道上皮：导致阴道上皮细胞增殖和角化，使黏膜增厚，并增加细胞内糖原含量，控制阴道内的酸性环境。⑥外生殖器：使阴唇发育、丰满、有颜色。⑦第二性征：促进乳腺增生、乳头和乳晕染色，促进其他第二性征的发育。⑧卵巢：促卵泡刺激素促进下丘脑和垂体的卵泡发育。

(2)孕激素的生理作用：孕激素主要通过雌激素的作用发挥效果。①子宫肌：降低子宫平滑肌的张力及其对催产素的敏感性，抑制子宫收缩，有利于胚胎和胎儿在子宫内的生长发育。②子宫内膜：生长期子宫内膜转化为分泌期子宫内膜，为受精卵的着床做准备。③子宫颈：关闭宫颈，减少黏液。④输卵管：抑制输卵管肌节的节律。⑤阴道上皮：加速阴道上皮细胞的增殖。⑥乳房：促进乳腺腺泡的发育。

(3)孕激素与雌激素的协同拮抗作用：孕激素在雌激素的基础上进一步促进女性生殖道和乳房的发育，为怀孕做准备。两者都具有协同效应。另外,雌激素和孕激素有拮抗作用。雌激素促进子宫内膜增生和修复,而孕激素抑制子宫内膜增生并将增生的子宫内膜转变为分泌期。其他障碍包括子宫收缩、输卵管蠕动、宫颈黏液浓稠度、阴道上皮细胞角化和释放,以及钠和水的潴留和去除等。

(4)雄激素的生物作用:作用如下。①对女性生殖功能的影响:从青春期开始,雄激素分泌增加,促进阴蒂、阴唇和阴阜的发育,促进阴毛和腋毛的生长。但雄激素过多可能导致雌激素阻断,从而减缓子宫及其内膜的生长发育,抑制阴道上皮的增殖和角化。长期使用雄激素会导致男性化的特征出现。②对身体代谢功能的影响:雄激素可以促进蛋白质合成,刺激肌肉细胞,促进骨髓中红细胞的生长。性成熟前,促进骨基质的生长和钙对骨长度的保留;性成熟后,会导致骨骺闭合并停止生长。可以促进肾脏远端曲小管中 Na^+ 和 Cl^- 的吸收,并引起水肿。雄激素还可以提高新陈代谢速度。

(四)卵巢分泌的多肽激素

卵巢除了分泌类固醇激素外,还会分泌一些肽类激素和生长因子。

1.抑制素、激活素、卵泡抑制素

卵巢颗粒细胞会分泌两种类型的抑制剂(抑制剂 A 和抑制剂 B)和 3 种类型的激活素(激活素 A、激活素 B 和激活素 AB)。这种激素肽对垂体 FSH 的合成和分泌具有反馈控制作用,并局部调节卵泡膜细胞对卵巢促性腺激素的功能。

2.生长因子

生长因子是一种调节细胞生长和分化的多肽,通过与靶细胞的特异性受体结合来发挥作用。胰岛素样生长因子(IGF)、表皮生长因子(EGF)、血管内皮生长因子(VEGF)、转化生长因子(TGF)、成纤维细胞生长因子(FGF)、血小板衍生生长因子(PDGF)和其他生长因子通过自分泌或旁分泌形式参与卵泡生长发育的调节。

二、子宫内膜及生殖器其他部位的周期性变化

卵巢周期导致女性生殖系统的变化,其中子宫内膜周期变化是最重要的因素。

（一）子宫内膜的周期性变化

1. 子宫内膜的组织学变化

子宫内膜分为基础层和功能层。基础层在月经期间不受卵巢激素变化的影响，在月经期间也不会脱落；功能层受月经期的影响呈现出周期性变化，出现坏死和脱落。以 28 天为例，正常月经可分为组织形态变化的 3 个阶段。

（1）增生期：月经的 5～14 天相当于卵泡生长的成熟阶段。在卵泡期雌激素的作用下，子宫内膜肿瘤和基质细胞表现出发育状态。生长阶段可分为早期、中期和晚期 3 个阶段。①早期生长期：月经来潮 5～7 天。子宫内膜的生长和修复始于月经期。在这个阶段，子宫内膜很薄，直径只有 1～2 mm。腺上皮细胞呈立方体或低柱状。基质很厚，细胞看起来像星星。间质中的小血管是直的，壁薄。②中期生长期：月经来潮第 8～10 天。该阶段的特征是明显的间质水肿；腺体的数量上升并以弯曲的形状生长；腺上皮细胞增殖频繁，具有柱状细胞和有丝分裂形状。③晚期生长期：月经来潮第 11～14 天。在这个阶段，子宫内膜增厚到 3～5 mm，表面粗糙，有一点波浪。腺上皮细胞也生长，随着有丝分裂形状的增加和体长的增加，形成弯曲的形状。间质细胞结合形成网状；组织水肿明显，小血管轻微弯曲，管腔增大。

（2）分泌期：黄体形成后，子宫内膜在孕酮的作用下发生分泌反应。分泌期分为早期、中期和晚期 3 个阶段。①早期：月经来潮第 15～19 天。在此期间，子宫内膜腺体更长，屈曲更加明显。腺上皮细胞细胞核中出现糖原囊泡，称为亚核液泡，是早期分泌的组织病理学表现。②中期：月经来潮第 20～23 天。内膜比以前更厚，呈锯齿状。腺体分泌上皮细胞的顶膜破裂，细胞内的糖原释放到腺腔中，称为顶端分泌。在此期间，间质变得肿胀和松弛，螺旋小动脉生长和卷曲。③晚期：月经第 24～28 天。这个时期处于月经来潮之前。子宫内膜增厚，看起来像海绵。子宫内膜开口遇到宫腔，糖原等分泌物溢出，间质变得更加疏松肿胀。上皮细胞下面的基质与增生性蜕膜样细胞不同。在此期间，螺旋小动脉在内膜厚度上迅速生长，变得更加弯曲，血管管腔也扩张。

（3）月经期：月经的第 1～4 天。此时，雌激素和孕激素水平下降，导致子宫内膜中前列腺素的合成。前列腺素可促进子宫肌层收缩，导致子宫内膜功能层中螺旋小动脉持续痉挛，减少子宫内膜血流量。缺血坏死组织面积逐渐扩大,组织变性坏死,增加血管壁通透性,导致血管破裂,子宫内膜底部形成血肿,促进组织坏死和脱离。退化坏死的子宫内膜与血液混合并排出体外,形成经血。

2.子宫内膜的生物化学变化

排卵前,子宫内膜基质细胞在雌激素的作用下产生酸性黏多糖(AMP)。AMP在基质中集中和整合,成为子宫内膜基质的主要成分,并作为内膜间质的基础物质,对增生的子宫内膜及其血管壁起支撑作用。排卵后,孕激素抑制AMP的产生和合成,促进其降解,导致子宫内膜厚度减少,血管壁通透性增加,有利于营养物质和代谢产物的交换,以及妊娠细胞的着床和发育。

子宫内膜中的溶酶体含有酸性磷酸酶和β-葡糖醛酸苷酶等多种水解酶,可以分解蛋白质、核酸和黏多糖。雌激素和孕激素可以促进这些水解酶的合成。由于孕激素对溶酶体膜的稳定作用,水解酶通常储存在溶酶体中而不活跃。如果排卵后卵子没有受精,一段时间后黄体就会萎缩。同时,雌、孕激素水平下降,溶酶体膜通透性增加,水解酶进入组织,影响子宫内膜代谢,影响组织,引起子宫内膜脱落出血。

月经前,子宫内膜组织缺血坏死,释放前列腺素F、内皮素-1等血管收缩因子,引起子宫神经和肌肉层收缩因子,然后迅速引起缺血坏死,子宫内膜功能层破裂脱落。

(二)生殖器其他部位的周期性变化

1.阴道黏膜的周期性变化

在月经期间,阴道炎症会一直引起变化,这种变化通常表现在阴道上部。排卵前,在雌激素的作用下,阴道上皮的下层细胞生长并逐渐转移到中央和中央细胞中,导致阴道上皮增厚和细胞表面角质化,这在排卵期间最为明显。这些细胞富含糖原,糖原被寄生在阴道中的阴道细菌分解成乳酸,保持阴道中的酸度,防止致病菌的生长。排卵后,在孕激素的作用下,主要是细胞表面的脱落。在临床实践中,阴道运动的变化通常被用来了解体内雌激素的水平及排卵的存在与否。

2.宫颈黏液的周期性变化

在卵巢性激素的影响下,宫颈淋巴结分泌黏液,其物理、化学和分泌水平都有频繁的变化。月经排净后,体内雌激素水平下降,宫颈黏液分泌量非常低。雌激素可以促进分泌细胞的分泌功能。随着雌激素水平的不断升高,排卵期黏液量增加,黏液稀薄透明,拉丝度超过 10 cm。如果为了诊断而做黏液涂片,在干燥后,可以看出羊齿植物样晶体,这种晶体在月经第 6～7 天开始出现,在排卵期最准确。排卵后,在妊娠激素的影响下,黏液分泌逐渐减少,结构变得黏稠浑浊,拉丝度差,容易破裂。在涂片检查中晶体不清晰,在月经来潮的 22 天左右,晶体逐渐模糊和消失,取而代之的是排列成行的椭圆体。

宫颈黏液是一种水凝胶,含有糖蛋白、血浆蛋白、氯化钠和水。宫颈黏液中的氯化钠仅占月经前后黏液干重量的 2%～20%；在排卵期,它占黏液干重量的 40%～70%。由于黏液是等渗的,氯化钠平衡浓度的增加会增加含水量的浓度。因此,排卵期的宫颈黏液薄而丰富。宫颈黏液中的糖蛋白呈网状排列。在排卵期,网状物的孔隙在雌激素的影响下变得更大。

3.输卵管的周期性变化

卵巢血管的周期性变化包括形态和功能。在雌激素的作用下,输卵管上皮纤毛细胞生长并增大；非纤毛细胞的分泌增加,在运输和着床之前为卵子提供营养。雌激素还能促进输卵管的发育和子宫肌层的收缩。孕激素可以增加卵巢血管的收缩速度,降低收缩频率。孕激素和雌激素有很多局限性。孕激素可抑制输卵管上皮纤毛细胞的生长,削弱分泌细胞分泌黏液的功能。雌激素和孕激素的协同作用增强了受精卵在输卵管中的活性。

◀◀ 第五节 乳房的解剖及生理

一、位置

乳腺的位置在胸部前方,内侧达到同侧胸骨边缘,外侧为同一侧腋窝中线,上部达到第 2 肋骨的水平处,下部达到第 6 肋骨的水平处。乳腺大部分在胸大肌表面,小部分在前锯齿肌、外斜肌和腹部直肠表面。有时乳房可以向上和向外连接到腋窝,成为尾部,也称为腋尾。它应该与副乳腺物质区分开来,当其内部有小叶增生或纤维腺瘤时,应该与腋窝内的主要淋巴结区分开来。年轻女性的乳房通常位于第 4 或 5 肋间,锁骨中线外 1 cm；中年妇女的乳头位于第 6 肋间,锁骨中线外 1～2 cm。

二、形态

乳房呈半球形或圆锥形，双侧基本对称。包含乳头和乳晕等结构。乳头上有分泌乳汁的开口。乳房形状可能因种族、遗传、年龄和哺乳等因素而有很大差异。通常情况下，母乳喂养后会出现一定程度的下垂或轻微扁平。老年妇女的乳房经常萎缩、下垂并变得柔软。

乳房的中心是乳头。在传统的乳头上有很多小凹陷，这是输乳管的开口。乳头周围皮肤色素沉着较深的环形区域是乳晕。乳晕的直径为 3 ~ 4 cm，颜色各异。青春期时，它看起来像红玫瑰色，在怀孕和哺乳期间，色素沉着加深，看起来像深棕色。

乳房的皮肤在腺体周围较厚，在乳头和乳晕之间较薄。有时可以从皮肤上看到皮下血管。

三、乳房的内部结构

乳腺由皮肤、小叶、导管、纤维组织、脂肪组织等重要组织组成。它的内部结构看起来像一棵倒置生长的小树。

(一)腺叶

乳房组织被结缔组织和脂肪分为 15 ~ 20 个乳腺叶。乳腺由 15% ~ 25% 的腺叶组成，每个腺叶分为几个腺小叶，每个腺小叶由 10 ~ 100 个腺泡构成。

(1)腺叶:有许多腺小叶。

(2)腺小叶:由腺泡和小乳管组成。

(二)输乳管

一个腺叶中含有一个管状通道，称为输乳管，这种管道通向乳头，并在乳头附近扩展到输乳管窦。它的末端变得更薄，其开口处位于乳头。乳腺叶和乳管在乳头周围呈放射状排列。每个腺由几个小的乳腺管(15 ~ 20 个)组成，在导管接近开口的地方，管腔扩张形成输乳管窦，即乳头开口。输乳管窦是乳腺乳头状瘤的好发部位。

(三)纤维组织

乳房位于浅筋膜的顶层和深层之间。顶部筋膜与乳房组织相连，形成一条索状小叶间隔,一端与胸筋膜相连,另一端与皮肤相连,修复胸部皮下组织中的乳房组织。支撑和修复乳房功能的结缔组织被称为乳房悬韧带,它被拉在皮肤、乳房和胸筋膜之间,以支撑乳房。它可以使乳房处于相对固定状态,并在胸壁上有一些运动。

(四)脂肪组织

囊性脂肪组织被称为脂肪囊,它是乳腺周围的包膜,形成整个半球。由于年龄和生育能力等各种因素,脂肪囊的厚度可能因人而异。脂肪组织的数量是决定乳房大小的重要因素之一。

四、乳房的血管分布

(一)动脉

乳腺血管主要来自胸内动脉穿通支、腋动脉支和肋间上动脉前穿通支三部分。

(二)静脉

乳房后部筋膜中含有丰富的皮下静脉网络。其特点是位置浅,通常使用红外线来监测胸内动脉的侧向引流,少部分会与对侧吻合。靠近皮肤,在怀孕期间可以看到明显的内静脉血栓形成。当有乳腺病变如乳腺肿瘤等发展迅速时,内部动脉可以明显曲张,局部皮肤也会升温,这有助于诊断。

五、乳房的淋巴系统

乳房的淋巴管由皮肤和小叶乳房的毛细管淋巴网络和淋巴丛组成。淋巴系统是癌症转移的重要部位。

乳房有非常丰富的淋巴网络,其淋巴输出有4条途径。①大部分乳房淋巴液通过胸大动脉后部的淋巴管流向腋窝淋巴结,乳房上部的一些淋巴液可以流入胸大静脉和胸小静脉的淋巴结,并直接流到锁骨下淋巴结。经过锁骨下淋巴结后,淋巴液仍流向锁骨上淋巴结。②乳房的部分内部淋巴液通过肋间淋巴管流向胸骨旁淋巴结(与第1、2、3肋骨不同,沿胸部动脉分布)。③两个乳房的间皮下都有相通的淋巴管,其中一个乳房的淋巴液可以流到另一侧。④乳房的深层淋巴网可以沿腹直肌鞘和韧带通向肝脏。

六、女性月经期的乳腺变化

(一)对乳房生理功能产生直接影响的主要内分泌激素

1.雌激素

雌激素能促进乳腺导管上皮增生,增强乳管和小叶周围的结缔组织,增强乳管的连续性和分支性。

2.孕激素

孕激素主要作用是促进乳腺小叶和腺泡的发育,并在雌激素刺激乳腺生长的基础上,改善乳腺发育。

(二)乳腺的周期性变化

乳腺是女性生理特征的重要标志,其腺体与汗腺相似。乳腺从胚胎期到老年期逐渐退化缩小,在胚胎期、儿童期、青春期、妊娠期、哺乳期和成年期都有变化。在任何时候,乳腺的变化都受到内分泌因素的影响,即随着卵巢周期的变化而发生变化。它会随着月经的变化而发生增生或变性,每个乳房小叶的发育情况因人而异,甚至在同一患者的不同组织类型中也是如此。

在月经早期,乳管系统增大,新生腺泡,乳管管腔增大,乳管上皮继续分化和增殖。在生长期结束时,可以在乳管和腺小叶中看到进行性分泌,乳管区域周围有基质水肿和结缔组织增生。腺神经出现,乳房变大、肿胀、变硬,触及小结节,也有轻微的压痛。在月经后期,疼痛减轻或消失。

月经期间和月经后,晚期乳腺导管和腺小叶的恶化和恢复最为显著。腺泡上皮可以消失,并且没有分泌物。末端乳腺导管和腺小叶萎缩,导致上皮细胞萎缩乳房组织中的水分被吸收,乳房看起来又小又软。排卵后,由于性激素和孕酮的影响,有略微生长。30岁后尚未怀孕的女性在月经周期中往往会出现激素活动失衡,其小叶的发育往往变得不规则,但在乳腺的一般阶段,大多数腺小叶已经完全生长,只有少数小叶仍处于不良和恢复状态。简而言之,乳房随着月经周期的变化而发育或变化。

第二章 月经失调

第一节 闭 经

闭经在生殖内分泌研究中,是最复杂、最困难的症状,可能由多种原因引起。对临床医师来说,妇科内分泌学中很少有像闭经那样烦琐而具有挑战性的问题,诊断时必须考虑到一系列可能潜在的疾病和功能紊乱,其中一些可能给患者带来致病甚至致命的影响。传统上将闭经分成原发性和继发性。但由于闭经的病因和病理生理较复杂,以及环境和时间的变化、技术的发展,人们对闭经的认识、定义、诊断方法和治疗方案都有了重要的变化和进步。

闭经可分为生理性和病理性。青春期前、怀孕期间、哺乳期和绝经后的月经停止都属于生理性原因。本节主要讨论病理性闭经的问题。

一、闭经的定义和分类

(一)闭经的定义

(1)14岁且尚未经历月经且没有第二性征。

(2)16岁仍然没有月经,无论患者的第二性发育是否正常。

(3)已经有月经,但停止月经3个周期(根据自身旧周期计算)或超过6个月没有月经。

(二)闭经的分类

根据月经生理的不同水平和功能,为了便于对闭经病因的诊断和识别,将闭经分为以下几个方面。

Ⅰ度闭经:子宫和生殖系统异常。

Ⅱ度闭经:卵巢异常。

Ⅲ度闭经:垂体前叶异常。

Ⅳ度闭经:中枢神经系统(下丘脑)异常。

先天性性腺发育不良在闭经中占有重要的比例。既往对于性腺衰竭导致的闭经的病因和病理生理是根据染色体和月经情况划分的,概念比较混乱且各型疾病之间有交叉和重复的内容。一般认为,原发性闭经伴45,XO或45,XO/46,XX嵌合型染色体核型异常且身材矮小者定义为Turner综合征,但此类核型患者中有一小部分为继发性闭经;患者如果染色体核型大致正常,身高正常但卵巢先天性未发育,原发性闭经,我们把其定义为先天性性腺发育不良。但该类患者可能伴有染色体的异位或微缺失;另一些患者为继发性闭经,染色体核型大致正常,卵巢曾有排卵但提前衰竭,被临床定义为卵巢功能早衰。实际上,这一类疾病在本质上是相同的,即性腺(卵巢)发育不良,但临床表现和闭经时间有不同程度的差别。

二、闭经的诊断程序

(一)病史和临床表现

对闭经的诊断应开始于一个细致和完整的病史采集程序:神经精神方面的状况;家族遗传史;营养情况;发育成长史;生殖道的完整性;中枢神经系统体征;仔细鉴别半乳糖血症的存在。

(二)经典的闭经诊断程序

多年来,对闭经的诊断有一个经典的程序。

1.孕激素试验+血清促甲状腺激素测定+血清催乳素测定

孕激素试验的方法为:①孕酮20 mg,每天1次肌内注射,共3天。②微粒化孕酮,100~200 mg/次,每天3次,共7~10天。③地屈孕酮10 mg/次,每天2次,共7~10天。④甲羟孕酮8~10 mg/天,共5~7天。为避免不良反应最好在睡前服用。在停药后1周内,观察子宫内膜脱离处是否有血液出现。

这一步骤可以大致诊断:①孕激素试验有撤药性出血可确定卵巢、垂体、下丘脑有最低限度的功能。这表明体内有一定水平的雌激素,但没有孕激素的分泌,表明卵巢中可能有分泌雌激素但不排卵的窦卵泡。②PRL水平正常说明可以基本排除由高催乳素血症引起的闭经;PRL 水平异常升高伴溢乳则提示可能存在高催乳素血症或垂体分泌 PRL 的肿瘤。如果 PRL 水平持续较高,建议行垂体影像学检查。③促甲状腺激素的异常可能反映甲状腺功能亢进或减退对月经的影响。虽然发病率较低,但是因为治疗较简单且有效,因此仍然建议作为第一步筛查。④孕激素试验有撤药性出血说明生殖道解剖正常,且子宫内膜存在一定程度的功能,女性生殖道是完整的。⑤即使内源性 E_2 足够,仍有两种情况导致孕激素撤药试验阴性。即子宫内膜蜕膜化,停用外源性孕激素后子宫内膜不会剥脱。第一种情况是子宫内膜应对高孕酮水平而蜕膜化,见于黄体期或妊娠;第二种情况即子宫内膜由于高浓度的孕激素或睾酮伴随一种特殊的肾上腺酶的不足而蜕膜化,见于雄激素过多症伴无排卵及多囊卵巢的患者,但这种临床现象并不常见。

2. 雌孕激素试验

雌孕激素试验的方法为:雌孕激素序贯用药一个周期(结合雌激素、天然雌激素或其他类型的雌激素),每天 1～2 mg 口服,共 20～28 天,最后 7～10 天加口服或肌内注射孕酮(见第一步),与雌激素共用并同时停药。观察一周内是否有撤药性出血。

此步骤可以大致诊断:①雌激素和孕激素检测时的血液状况表明,体内没有雌激素分泌,这可能是卵巢功能不全引起的。②雌孕激素试验无撤药性出血说明子宫或生殖道异常,有子宫内膜病变或生殖道畸形可能。

3. 血清 FSH、LH、E_2、T、DHEA-S 水平测定

仅对第二步试验有撤药性出血的闭经患者进行,用来确定内源性雌激素低下是否由于卵泡(Ⅱ度闭经)的缺陷,抑或中枢神经系统-垂体轴的(Ⅲ或Ⅳ度闭经)功能缺陷。孕激素试验阴性的闭经妇女,其 Gn 水平可能异常地偏高、偏低或正常水平。

此步骤可以大致诊断:①FSH、LH 水平升高(FSH>20 U/L)和 E_2 水平降低,提示卵巢功能衰竭,低雌激素导致的反馈性高促性腺激素分泌。②LH/FSH 和 T 水平升高提示高雄激素血症及多囊卵巢综合征可能。③DHEA-S 的剧烈升高表明肾上腺源性雄激素过多。④FSH、LH 和 E_2 水平正常或降低(FSH 和 LH 均<5 U/L),提示下丘脑性或垂体性闭经。

4. 垂体兴奋试验

如果血清 FSH 和 LH 水平测得正常或偏低,则需要通过垂体兴奋试验来

鉴别垂体或下丘脑所导致的闭经原因。方法为：LHRH 25～50 μg，静脉推注，于注射前、注射后 30 分钟、60 分钟、90 分钟、120 分钟分别测血清 LH 和 FSH。因为 LHRH 主要刺激 LH 的分泌，也可以只测血清 LH。

此步骤可以大致诊断：鉴别下丘脑或垂体的功能异常；正常情况下 LH 和 FSH 的升高峰值在 LHRH 注射后 30 分钟左右，数值上涨到基本数值的 3 倍多。如果对 LH 和 FSH 水平没有反应、低反应或反应缓慢，这表明发生闭经的原因可能是垂体而不是下丘脑。如果反应正常，则表明是下丘脑引起的闭经。对垂体的 LH 反应延迟者，也可能因为正常垂体长期"失用"而对 LHRH 的刺激不敏感，可以反复试验几次，以激活垂体。

（三）闭经的其他诊断方法

1. B 超

盆腔的 B 超扫描提示子宫和内生殖器是否发育正常；子宫的大小、内膜的厚度和形态与月经的关系密切，长期雌激素低下的患者，子宫可能发育不良，也可能发生萎缩。两侧卵巢的体积和形态学是否正常，是否有优势卵泡生长，卵巢内窦卵泡数目等反映了卵巢的排卵功能和储备状况。卵巢的形态学异常与闭经的病因有关，卵巢体积增大，多个窦卵泡发育，提示高雄激素血症和多囊卵巢可能；卵巢体积小于 10 mm^3，且两侧卵巢窦卵泡总数小于 4～6 枚，提示卵巢发育不良或提早衰竭。超声应作为常规检查。

2. 内镜检查

宫腔镜可以直接观察到宫腔和子宫内膜的形态，鉴别子宫内膜的厚度、色泽、子宫腔发育畸形、宫腔粘连等造成闭经的病因。腹腔镜可在直视下观察卵巢的形态、大小、排卵的痕迹等，鉴别闭经的原因。如果卵巢呈条索状形态，无卵泡和排卵证据，可提示卵巢发育不全，可伴或不伴子宫的发育不良。

3. 染色体检查

所有 30 岁以下因高 Gn 水平诊断为卵巢早衰的患者，必须检查染色体核型。一些患者存在 Y 染色体嵌合现象，因为性腺内（卵巢）存在任何睾丸成分，都有形成恶性肿瘤风险，必须手术切除性腺。嵌合体核型（比如 XX/XO）的妇女在过早绝经之前可以有正常的青春期发育、正常月经甚至正常妊娠。有 10%～20% 的卵巢早衰或先天性性腺发育不良者伴有染色体畸变，10% 的 Turner 综合征女孩有自发性的青春期发育，2% 有月经初潮。虽然染色体核型检查对治疗不产生影响,但对于诊断还是有一定意义。况且对其家人的生育功能咨询亦有一定价值。

三、闭经的分类诊断

(一) I 度闭经[生殖道和/(或)子宫性闭经]

为子宫和生殖道畸形,造成的先天性缺如或梗阻,以及反复子宫手术、子宫内膜结核或炎症造成的不可逆的损伤。

1. 诊断依据

(1) 雌孕激素试验无撤药性出血。

(2) B超检查子宫发育不良或缺如,或子宫内膜极薄和回声异常。

(3) 子宫造影和(或)宫腔镜提示子宫腔粘连、畸形或子宫内膜病变。

(4) 对周期性腹痛的青春期患者注意下生殖道的发育畸形。

2. Asherman 综合征

子宫内膜的破坏(Asherman 综合征)可导致继发性闭经,这种情况通常是由产后过度刮宫致子宫内膜损伤的结果。子宫造影可以看到宫腔不规则粘连的典型影像;阴道B超可见子宫内膜线不连续和间断征象;宫腔镜检查诊断更精确,可以检出X线片无法显现的极微小的粘连。患者卵巢功能正常时,基础体温是双相的,提示闭经的原因与排卵无关。

Asherman 综合征还可发生于剖宫产术、子宫肌瘤切除术、子宫成形术后。产后刮宫术后伴发产后性腺功能减退(如席汉综合征)者因内膜缺少雌激素支持,严重营养不良和菲薄,也可发生严重的宫腔粘连据报道,选择性子宫动脉栓塞治疗子宫平滑肌瘤术后可能导致局部缺血性反应,造成子宫内膜的损伤而发生 Asherman 综合征。粘连可导致子宫腔、子宫颈外口、宫颈管部分或完全闭塞,但不一定发生宫腔积血。如果影像学检查提示宫腔内积血,用宫颈扩张术就可以解决积血的引流问题。

Asherman 综合征患者除了闭经还可能有其他问题,如流产、痛经、月经过少,可有正常的月经周期。轻度粘连也可导致不孕、反复性流产或胎儿丢失。此类患者须通过子宫造影或宫腔镜检查确诊子宫内膜腔的情况。

子宫内膜损伤导致闭经也可由结核病引起。将经血或子宫内膜活检组织进行培养找到结核分枝杆菌方可确诊。子宫血吸虫病是导致终末器官功能障碍的另一个罕见原因,可在尿、粪、直肠排出物、经血及子宫内膜内找到寄生虫虫卵。还有因子宫内感染发生严重而广泛盆腔炎导致的 Asherman 综合征的病例报道。

3. 米勒管异常

米勒管发育不全是指无明显阴道的原发性闭经患者,这是原发性闭经相对常见病因,发生率仅次于性腺发育不全。在芬兰,其发生率大约为1/5 000 新生女婴。原发性闭经者须先排除米勒管终端导致的生殖道不连续,对青春期女孩,必须先排除处女膜闭锁、阴道口闭锁以及阴道腔不连续、子宫颈甚至子宫缺失。这类患者阴道发育不全或缺失,且通常伴子宫及输卵管缺失。有正常子宫者却缺乏对外的通道,或者有始基子宫或双角子宫存在。如果有部分子宫内膜腔存在,患者可能主诉有周期性下腹痛由于与男性假两性畸形的某些征象相似,所以应证明是否为正常女性核型。由于卵巢不属于米勒结构,故卵巢功能正常而且可以通过双相基础体温及外周血孕酮水平来证实。卵巢的生长及发育都无异常。生殖道闭锁导致的闭经伴随有阴道积血、子宫腔积血或腹腔积血所致的扩张性疼痛。

米勒管发育不全的确切原因至今未明。可能是抗米勒管激素(AMH)基因或 AMH 受体基因突变。尽管通常为散发,偶尔也有家族性发病。米勒管发育不全的女儿和她们的母亲可存在半乳糖-1-磷酸尿苷酰基转移酶的基因突变。这与经典的半乳糖血症不同,推断由于半乳糖的代谢失调致使子宫内暴露有过高浓度的半乳糖,这可能就是米勒管发育不全的生物学基础。给孕期小鼠高半乳糖喂食,会延迟雌性子代的阴道开放。在米勒管发育不全的患者中,卵巢衰竭亦较常见。

进一步评估和诊断需包括放射学检查,大约 1/3 患者伴有泌尿道畸形,12% 以上的患者有骨骼异常,其中多数涉及脊柱畸形,也可能发生缺指或并指。肾畸形包括异位肾、肾发育不全、马蹄肾、集合管异常。B 超检查子宫的大小和匀称性,若 B 超的解剖图像不确定,可选择 MRI。通常没必要用腹腔镜直视检查,MRI 比 B 超准确得多,而且费用及创伤性都低于腹腔镜检查。然而存在不同程度的 MRI 描述与腹腔镜检查所见不符。术前准确诊断有助于手术规划及手术的顺利实施。

手术之前必须明确拟解决的问题,切除米勒管残留肯定是没有必要的,除非导致子宫纤维增生、子宫积血、子宫内膜异位症或有症状的腹股沟疝。宫、腹腔镜手术可以解决上述病症。顾虑到手术困难及并发症高,更倾向于用替代材料方法构造人工阴道。推荐用渐进式扩张术,如 Frank 及后来的 Wabrek 等人描述的方法。首先向后 2 周后改为向上沿着通常的阴道轴线方向,用阴道扩条每天扩张 20 分钟直至达到明显的不适。每次使用的扩条逐渐增粗,几个月后即可产生一条功能性阴道。塑料的注射器可用于代替昂贵的玻璃扩条,将扩条放在阴道的部位,维持类似于坐在赛车车座上的压力。Vecchietti 在经腹或腹腔镜手术中采用一种牵引装置。术后再牵引 7 天就可形成一个功能性阴道。

对于不愿意或不能进行扩张术的患者。采用 Williams 阴道成形术的 Creatsas 矫形可迅速并简便地构建新阴道。该手术适用于那些不能接受 Frank 扩张术或 Frank 扩张术失败的妇女,或有完好的子宫并保留生育能力的患者。一种推荐方式为先做开腹手术来评估宫颈管情况,如果子宫颈闭锁就切除子宫,如果是相对简单的处女膜闭锁或阴道横隔问题,就联合阴道手术。多数人建议不必试图保留完全性阴道发育不全患者的生育力,建议在构建新阴道的同时切除米勒管组织。

阴道横隔患者(远端 1/3 阴道未能成腔)通常有梗阻及尿频症状,阴道横隔可利用声门关闭强行呼气法与处女膜闭锁相鉴别,前者阴道外口处无膨胀。阴道横隔可合并有上生殖道畸形,如输卵管的节段性缺失或单侧输卵管、卵巢的缺失。

(二)Ⅱ度闭经(卵巢性闭经)

1. Turner 综合征和先天性性腺发育不良

无论是原发性闭经或继发性闭经都可以有性腺发育的问题,30% ~ 40% 的原发性闭经为性腺条索化的性腺发育不全者。核型的分布为 50% 的 45,X,25% 的嵌合体,25% 的 46,XX。继发性闭经的妇女也可存在性腺发育不全,有关的核型按出现频率依次排列为 46,XX(最常见),嵌合体(如 45,X/46,XX),X 长臂或短臂缺失,47,XXX,45,X。染色体核型正常的性腺发育不全者也与感音神经性聋症(Perrault 综合征)有关联。所以核型为 46,XX 的性腺发育不全者都必须进行听力评估。

单纯性腺发育不全是指双侧性腺条索状,无论其核型如何。混合型性腺发育不全是指一侧性腺内含有睾丸组织,而另一侧性腺条索状。常染色体异常也可与高促性腺激素性卵巢衰竭相关,如一个 28 岁的 18 染色体三体的嵌合体的高促性腺激素的继发性闭经患者,所有卵巢功能丧失。性染色体量变的患者都可列入性腺发育不全的范畴。

（1）Turner综合征：诊断如下。①16岁后无月经（原发性闭经）。②身材矮小，第二性征发育不全，颈蹼状，胸盾状，肘外翻。③促性腺激素高，促性腺激素低。④染色体核型为45，XO；或46，XX/45，XO；或45，XO/47，XXX。⑤体检发现内外生殖器发育均幼稚，卵巢常呈条索状。

Turner综合征为一条X染色体缺失或存在异常导致的性腺发育不良。由于卵泡的损失，青春期时无性激素产生，故此类患者多表现为原发性闭经。然而须特别关注此症较少见的变异类型，如自身免疫性疾病、心血管畸形以及各种肾脏异常。Turner综合征的患者40%为嵌合体或在X、Y染色体上有结构改变。

嵌合体即不同的性染色体成分形成的多核型细胞系。若核型中存在Y染色体，说明性腺内存在的睾丸组织，容易形成肿瘤及存在向男性发育的因素，需切除性腺区域。大约30%的Y染色体携带者不会出现男性第二性征，故即使正常外观女性，高促性腺激素性闭经患者都必须检查核型，以发现功能静止的Y染色体，以便在癌变之前对性腺进行预防性切除术。

大约5%诊断为Turner综合征的患者核型上有Y染色体成分。进一步用Y染色体特异性DNA探针发现另有5%的核型中有Y染色体成分。然而Turner综合征的患者的性腺肿瘤发生率较低（约5%），似乎局限于那些常规核型检查有Y染色体成分的患者。即使常规核型未发现有Y染色体成分，一旦出现男性第二性征或当发现一个未知来源的染色体片段时，都需用探针来特异性检测Y染色体成分。

嵌合体的意义重大，当有XX细胞系嵌合时，性腺内可找到功能性卵巢组织，有时可有正常的月经甚至可生育。嵌合体者也可表现正常月经初潮，达到正常的身高，但出现过早绝经。大多数这类患者身材矮小，身高低于160 cm，由于功能性卵泡加速闭锁导致早年绝经。

（2）先天性性腺发育不良：染色体核型和高度正常，第二性征通常正常发育，性腺呈条形。其余特征同Turner综合征。该类患者的染色体可能存在嵌合型、小的微缺失、平衡易位或基因的缺陷。

2.卵巢早衰和卵巢抵抗综合征

两组均属于高Gn性的闭经患者，绝育或绝经后的Gn高水平与卵泡加速闭锁所致的卵泡缺乏之间存在联系，但并不是绝对的，因为在某些少见的情况下，Gn高水平时仍有卵泡存在。发生单纯FSH或LH分泌异常的罕见病例可能由于某种Gn基因的纯合子突变所致。曾报道过由于LH亚基的基因突变造成性腺功能低下,和由于 FSH 的亚基突变造成原发性闭经。基因的突变导致生成蛋白的亚基改变,使之失去了应有的免疫活性及生物活性。所以这种性腺功能低下者表现为一种 Gn 升高而另一种 Gn 降低。基因突变杂合子携带者常有相对不孕的问题,利用外源性 Gn 促排卵可以让这些患者成功妊娠。当出现 FSH 高水平,而 LH 低或正常水平时,伴有垂体占位则提示存在分泌 FSH 的腺瘤。表现为持续性无排卵、自发性的卵巢过度刺激,卵巢上有多发的大卵泡囊肿,而且影像学证据提示有垂体腺瘤。因此强调两种 Gn 同时测定,如果一种异常单独升高,需要考虑上述情况。一般卵巢功能衰退的顺序首先是 FSH 的升高,逐渐伴随 LH 升高。

(1)卵巢早衰(premature ovarian failure,POF):卵巢功能衰竭的诊断如下。①40 岁前绝经。②促性腺激素高,FSH>20 U/L,雌激素水平低。③其中约 20% 有染色体核型异常,主要包括易位、微缺失、45XO/46、XX 嵌合等。④约 20% 有其他自身免疫性疾病,如弥漫性甲状腺肿、肾上腺功能不全等。⑤诊断显示卵巢内没有卵泡或只有少量卵泡,部分患者出现"卵巢炎"伴血细胞浸润。⑥腹腔镜检查显示卵巢萎缩,体积缩小,并出现一些条索状纹路。⑦一些患者有医源性卵巢损伤史,如卵巢肿瘤手术史、卵巢巧克力囊肿切除史、严重腹胀史、盆腔放射治疗和化疗史。⑧对内源性和外源性促性腺激素刺激没有反应,使用氯米芬不能诱导 Gn 的恢复增加,用外源性 Gn 刺激卵巢呈不反应或低反应,无卵泡生长。

大约 1% 的妇女在 40 岁之前会发生卵巢衰竭,而在原发性闭经患者中,发生率为 10%~28%,多数病例的卵巢早衰机制不明。各个不同年龄都可以发生卵巢早衰,取决于卵巢所剩的卵泡数目。无论患者年龄多少,如果卵泡的丢失速度较快,则将表现为原发性闭经及性腺发育低下。假如卵泡耗损发生在青春期或青春期之后,则继发性闭经发生的时间将相应地推迟。

脆性 X 染色体综合征携带者中卵巢早衰的发生率为 10%,已经鉴定出至少有 8 个基因与卵巢早衰有关,5 个在 X 染色体上,3 个在常染色体上。此类患者可考虑供卵妊娠。对于卵巢早衰妇女,推荐进行脆性 X 染色体综合征的筛查,尤其当有 40 岁之前绝经的家族史的情况下。一种由 3 号染色体上转录因子基因(FOXL2)突变引起的常染色体显性疾病也已证实与眼睑畸形及卵巢早衰有关。另外卵巢早衰也有可能是自身免疫性疾病、感染流行性腮腺炎性卵巢炎,或化疗及放疗造成的卵泡破坏所致。这些先天性因素导致卵泡消失加速所致。

（2）卵巢抵抗综合征（resistant ovarian syndrome，ROS）：卵巢抵抗综合征的临床特征如下。①原发性或继发性闭经。②高促性腺激素和低促性腺激素。③诊断结果显示，有大量原始卵泡。④在卵巢腹腔镜检查中显示卵巢大小，但没有卵泡生长或排卵的迹象。⑤对内源性和外源性促性腺激素的刺激不产生反应。也称为卵巢不敏感综合征，这是一组少见但颇有争议的病征。其临床表现与卵巢早衰极其相似，但如果行卵巢组织学检查，可以发现卵巢皮质中多个小的原始卵泡结构。有人推测这是 Gn 受体不敏感或缺陷，或受体前信号缺陷的原因。在雌激素和孕激素序贯治疗数月后，卵巢可能自然恢复排卵和妊娠。也有人认为这是 POF 的先兆征象和过渡阶段。

3.多囊卵巢综合征（见无排卵和多囊卵巢综合征节）

（1）临床表现：①与月经量少、类风湿性关节炎和不孕相关的焦虑。②高雄激素现象，如多毛症、痤疮和黑棘皮病。③肥胖。

（2）超声诊断：①两侧卵巢表面有 12 个以上的小卵泡，排列在卵巢表面，形成了"项链征"。②卵巢大小增加，卵巢髓质体积增加和反光增强。

（3）实验室检查：①血清 LH/FSH 增高 2 倍以上。②雄激素 T、A、DHEA-S 升高，SHBG 降低。③胰岛素升高，糖耐量试验（OGTT）和餐后胰岛素浓度升高。④PRL 可能会增加一点。

（4）腹腔镜检查：卵巢增大，其表面光滑、白皙、没有排卵迹象。在表面可以看见许多小的卵泡。

（三）Ⅲ度闭经（垂体性闭经）

1.垂体肿瘤和高催乳素血症

（1）概况：由于颅底狭窄的垂体窝空间，垂体良性肿瘤的生长也会造成问题。肿瘤向上生长压迫视神经交叉，产生典型的双颞侧偏盲。如果肿瘤很小则很少出现视野受损。而此区域的其他肿瘤（如颅咽管瘤，影像学上通常以钙化为标志），由于更邻近视神经交叉，会较早导致视力模糊和视野缺损。除了颅咽管瘤，还有其他更少见的肿瘤，包括脑膜瘤、神经胶质瘤、转移性肿瘤、脊索瘤。曾报道，可能由于松果体的囊性病变导致褪黑激素分泌增加，引起青春期延迟。性腺发育不全及青春发育延迟者应检查头颅 MRI。

当 GH 过度分泌导致肢端肥大症，或 ACTH 的过量分泌引起 Cushing 综合征时，会更加怀疑垂体肿瘤的存在。TSH 分泌性肿瘤（不到垂体肿瘤的1%）引起继发性甲状腺功能亢进，或 ACTH 或 GH 分泌的肿瘤则非常罕见。

如果临床表现提示 Cushing 综合征,则须检测 ACTH 水平及 24 小时尿中游离皮质醇水平,以及地塞米松快速抑制试验;如怀疑为肢端肥大症,则应做 GH 的检测。循环中 IGF-Ⅰ 水平较稳定,随机测定血样中 IGF-Ⅰ 高水平即可诊断 GH 过度分泌;ACTH 或 GH 分泌性肿瘤都很少见,最常见的两种垂体肿瘤是 PRL 分泌性肿瘤及无临床功能性肿瘤。PRL 分泌性肿瘤也可在青春期前或青春期出现,故可能影响生长发育,并导致原发性闭经。

垂体周围病变,如颈内动脉瘤、脑室导水管梗阻也可导致闭经。垂体局部缺血即梗死可导致功能不全,即为产科著名的 Sheehan 综合征。

(2)临床表现:①闭经或月经异常。②哺乳期。③垂体瘤较大可引起头痛和视力下降。④如果是空蝶鞍综合征,可能会出现搏动性头痛。⑤应排除药物引起的高催乳素血症。

(3)辅助检查:①血清 PRL 升高。②如果为垂体肿瘤或空蝶鞍综合征可经蝶鞍 X 射线片、CT 或 MRI 检查垂体确诊,应强调增强扫描,以增加检出率。

2. 垂体功能衰竭

(1)临床表现:①有产后出血或垂体手术史。②呕吐、疲劳、发冷、面色苍白、头发稀疏,产后无泌乳,无性欲,无卵泡生长和月经,生殖道萎缩。③性腺功能减退、甲状腺功能减退和肾上腺功能不全的症状和体征,根据病情程度,功能低下的程度不同。但常见以性腺激素减退为主,其次为甲状腺功能减退,最后为肾上腺功能不全。

(2)辅助检查(根据病情依次有):①血 FSH、LH、E_2、PRL、T 值均低下,血甲状腺激素(FT_3、FT_4)下降促甲状腺激素(TSH)升高。②血清肾上腺皮质激素(皮质醇、17-羟孕酮)水平低。③垂体兴奋检查显示垂体反应不明显。④空腹测血糖和糖耐量测试显示血糖较低,反应较低。

(四)Ⅳ度闭经(中枢和下丘脑性闭经)

下丘脑性闭经(促性腺激素不足性性腺功能减退)的患者具有 GnRH 脉冲式分泌的缺陷。在排除了下丘脑器质性病变后,可诊断为功能性抑制,通常由生活事件引起的心理和身体残疾,也可能与工作或学校中遇到的事情有关,在过去月经不调和体重不足的女性中很常见。许多患有垂体性闭经的女性也有类似的特征,如营养不良引起的内分泌、代谢和心理损伤。

GnRH 的抑制水平决定了临床效果。轻微的限制对生育能力几乎没有影响,例如黄体期不足、中度限制会导致月经不畅、中度限制会导致下丘脑闭经出现。

下丘脑性闭经患者可表现为低或正常水平促性腺激素,正常催乳素水平,正常蝶鞍的影像学表现,雌孕激素撤退性出血试验多为阴性。对这样的患者应每年评估一次,监测指标包括催乳素及蝶鞍的影像学检查。如果几年监测指标均无变化,影像学检查可不必要。与心理应激或体重减轻有关的闭经,大多在6~8年内都自然恢复。83%的妇女在病因(应激、体重减少或饮食障碍)纠正后恢复月经。但仍有一部分患者需持续监测。在饮食障碍的妇女当中,月经往往与体重增加有关。

无明显诱因的下丘脑性闭经的妇女,其下丘脑-垂体-肾上腺轴的活性是存在的,可能是应激反应干扰了生育功能的过程。自发性下丘脑性闭经的妇女其FSH、LH、催乳素的分泌降低,促肾上腺皮质素释放激素所致皮质醇的分泌增加。有些患者有多巴胺能抑制的GnRH脉冲频率,GnRH脉冲性分泌的抑制可能与内源性阿片肽及多巴胺的增加有关。功能恢复过程中高皮质醇血症先于卵巢功能恢复正常。

需要告知患者促排卵的有效性及生育的可能性,促排卵仅用于有怀孕需求的妇女。没有证据表明周期性激素补充或是促排卵可以诱导下丘脑恢复正常生理功能。

下丘脑性闭经的诊断依据:①主要并发症,卵泡存在但未发育。②部分患者有不同程度的继发性。③Kallmann患者生长异常,伴有异味。④FSH、LH、E_2全部下降。⑤对GnRH治疗反应明显。⑥X染色体(Xp22.3)可能存在 *KAL* 基因缺陷。

下丘脑闭经的临床表现包括:①闭经或月经不调。②常见于有节食习惯、精神压力大、锻炼和生活方式不规律的年轻人或年轻女性。③身体通常又瘦又弱。

主要辅助检查:①TSH水平正常,T_3、T_4水平较低。②FSH和LH水平低或接近正常,E_2水平低。③超声检查显示卵巢相对较小,有许多小卵泡散布,髓质反光不明显。

1. 体重下降,厌食和暴食综合征

肥胖可以与闭经有关,但肥胖者闭经时促性腺激素分泌不足的状态不常见,除非这个患者同时有情绪障碍。相反,急剧的体重降低,可致促性腺激素分泌不足。对下丘脑性闭经的诊断必须先排除垂体瘤。

临床表现从与饮食匮乏所致的间歇性闭经到神经性厌食所致的危及生命的极度衰弱。因为这种综合征的死亡率大概为6%,因此受到高度重视。也有些研究认为大多数患者都能够复原,而死亡率并没有增加。这些结果的差异可能因为被评估的人群不一致。临床医师应该警惕有些患者可能会死于神经性厌食。

(1)神经性厌食的诊断。

1)主要临床特点:①发病于10~30岁。②体重下降25%或是体重低于正常同年龄和同身高女性的15%。③特殊的态度,包括对自己身体状况的异常认知、对食物奇怪的存积或拒绝。④毳毛的生长。⑤心动过缓。⑥过度活动。⑦偶发的过度进食(食欲过盛)。⑧呕吐,可为自己所诱发。

2)临床表现:①闭经。②无已知医学疾病。③无其他精神疾病。

3)其他特征:①便秘。②低血压。③高胡萝卜素血症。④糖尿病、尿崩症。

(2)神经性厌食的临床表现:神经性厌食曾被认为多见于中高阶层的低于25岁的年轻白人妇女,但现在看来这个问题可出现在社会各阶层,占年轻妇女的0.5%。厌食者们均期望成功改变形象,其家庭往往存在严重的问题,但父母却努力维持和谐家庭的表象,掩饰或者否认矛盾冲突。根据心理学家的理解,父母一方私下对另一方不满时,希望获得他们孩子的感情。当一个完美的孩子的角色变得极其困难时,便出现了厌食。病程往往起源于为控制体重而自行节食,这种感觉带来一种力量和成就感,随即有一种若自我约束松懈则体重不能控制的恐惧感产生。有观点认为厌食症可以作为一项辨别内在混乱家庭的指标。

青少年时期,正常的体重增加可能被认为过度增加,这可以使青少年患上真性神经性厌食症。过度的体力活动是神经性厌食症的最早信号。这些孩子是典型的过分强求者,他们很少惹麻烦,但很挑剔,要求其他人达到他们苛刻的价值标准,常常导致自己在社会上被孤立。

有饮食问题的患者常常表现出滞后的性心理发展,其性行为出现得很晚。身材苗条判断社会地位的价值观影响她们的进食。依赖身体苗条的职业及娱乐环境容易使得妇女暴露于神经性厌食及神经性贪食的风险之中。所以通常饮食问题反映的是心理上的困境。

2.过度运动与闭经

从事女性竞赛运动员、芭蕾、现代舞的专业人员中,月经失调或下丘脑抑制性闭经的发生率较高。多达2/3有月经的跑步运动员黄体期较短,甚至无排卵,即使月经正常,周期与周期之间的差异也很大,常常合并有激素功能的下降。如在月经初潮之前就开始过度运动,则月经初期会延迟长达 3 年之久,随后月经紊乱的发生率较高。对于体重低于 115 kg 的年轻妇女,如在训练中体重下降大于 10 kg 就很可能出现闭经,也支持 Frisch 关于临界体重观念。

3.遗传基因缺陷

导致低促性腺素功能减退症特异性遗传缺陷尚不清楚。然而,随着分子生物学研究的深入,发现 FSH 亚基突变和 Kallmann 综合征的基因缺陷。

(1)闭经、嗅觉丧失、Kallmann 综合征:有一种少见的因 GnRH 分泌不足导致低促性腺素功能减退症,联合嗅觉丧失或嗅觉减退的综合征,亦即 Kallmann 综合征。在女性,这种综合征的特征是原发性闭经、性发育幼稚、低促性腺素,正常女性核型以及无法感知嗅觉,比如咖啡、香水,她们的性腺对 Gn 有反应,所以可用外源性 Gn 成功地诱导排卵,而氯米芬无效。

Kallmann 综合征与特殊的解剖缺陷有关,MRI 和尸体剖检证实了嗅脑内嗅沟的发育不全或缺失。这一缺陷是嗅觉神经轴突及 GnRH 神经元未能从嗅板中迁移出来的结果。目前已证实有 3 种遗传方式:X 染色体连锁遗传、常染色体显性遗传、常染色体隐性遗传。男性的发病率高出 5 倍,表明 X 染色体连锁遗传是其主要的遗传方式,但在女性患者中,遗传模式为常染色体隐性或常染色体显性遗传。X 染色体连锁遗传的 Kallmann 综合征可联合有其他因 X 染色体短臂远端的邻近基因缺失或易位所致的疾病(如 X 染色体连锁的矮小症或鱼鳞病及硫酸酯酶缺乏症)。

导致这一综合征的 X 染色体连锁基因的突变或缺失包括 X 染色体短臂上(Xp22,3)的一个独立基因(KAL),它编码一种负责神经迁移的必需蛋白 anosmin-1。这种嗅觉丧失闭经综合征是由于嗅觉神经及 GnRH 神经元未能穿透前脑组织成功迁移。同时还可能有其他神经异常,如镜像运动、听觉缺失、小脑性共济失调等,提示泛发的神经缺陷。肾和骨异常、听力缺陷、色盲唇裂、腭裂(最常见的异常)也可以出现在这些患者中。表明除了下丘脑这一基因突变还可以在其他组织内表达。这一综合征的发生具有家族遗传性及散发性。尚未证实有常染色体的突变。

(2)单纯促性腺激素低下性闭经:单独的 GnRH 分泌不足导致的下丘脑性闭经患者可能有类似于 Kallmann 综合征患者的缺陷,但由于外显率较低,只有 GnRH 神经元的迁移缺陷表达出来。在一些嗅觉功能没有障碍的闭经患者中,其家庭成员往往存在嗅觉功能障碍的患者。一些 GnRH 分泌不足但嗅觉正常的患者有常染色体遗传形式。然而尚未发现 GnRH 基因缺陷,X 染色体连锁基因的突变也并不常见。

四、闭经的治疗

闭经的治疗应根据患者的病因、年龄、对生育的要求,采用个体化的方案进行。

(一)雌孕激素疗法

1.雌孕激素序贯疗法

适用于因卵巢早衰、卵巢抵抗综合征、垂体或下丘脑性闭经等情况。对要求生育的患者,雌激素种类的选择应为天然制剂。

2.雌孕激素联合疗法

适用于显著高雄激素血症和没有生育要求的情况。一般可选用避孕药半量或全量。对暂时不需要生育的患者,可长期服用数年。

(二)促排卵治疗

对要求生育的患者,针对不同的闭经原因,个体化地选择适当的促排卵药物和方案。

(三)手术治疗

针对患者病因,采用适当的手术诊断和治疗。对先天性下生殖道畸形的闭经,多有周期性腹痛的急诊情况,需要紧急进行矫形手术,以开放生殖道引流月经血;对多囊卵巢综合征的患者经第一线的促排卵治疗卵巢抵抗者,可通过经腹或腹腔镜进行卵巢打孔术,促进卵巢排卵;对垂体肿瘤的患者,可行肿瘤切除手术。垂体分泌催乳素的腺瘤的患者,在有视神经压迫症状时,可选择手术治疗。

(四)其他治疗

根据患者的具体情况,可针对性地采用适当的治疗方法。

(1)对高催乳素血症的患者用溴隐亭治疗。

(2)对高雄激素血症的患者可应用螺内酯、环丙孕酮等抗雄激素制剂治疗。

（3）对胰岛素抵抗的高胰岛素血症,可用胰岛素增敏剂及减轻体重的综合治疗。

（4）对甲状腺功能减退的患者应补充甲状腺素。

（5）对肾上腺来源的高雄激素血症可用地塞米松口服。

（6）对卵巢早衰、先天性性腺发育不良或 Turner 综合征可采用激素替代,并运用赠卵的辅助生殖技术帮助妊娠。

（五）治愈标准

（1）恢复自发的有排卵的规则月经。

（2）自然的月经周期长于 21 天,经量少于 80 mL,经期短于 7 天。

（3）对于不可能恢复自发排卵的患者,如卵巢早衰等,可施行阴道出血规律周期的建立。闭经是一组原因复杂的临床症状,有一百余种病因,有功能性的也有器质性的。对闭经的诊断是在病史、体格检查和妇科检查的基础上,根据一套经典的诊断程序逐步做出的。这一诊断程序可以将闭经的原因定位在下丘脑、垂体、卵巢、子宫和生殖道及其他内分泌腺的部位,以便准确诊断和合理治疗。

◀◀ 第二节　痛　经

痛经是指伴随月经而来的一种情况。疼痛可发生在月经前、月经后或月经期间,通常集中在下腹部,通常痉挛,并经常伴有其他症状,包括背痛、头痛、头晕、疲劳、恶心、呕吐、腹泻、腹痛等。痛经是育龄妇女常见的症状,发病率高,有数据报告的发病率为30%～80%。每个个体的初始状况之间的差异,以及临床实践中缺乏客观的评估标准,使得评估实际情况变得困难。

痛经分为原发性和继发性两种。原发性痛经是指不伴有其他明显盆腔疾病的单纯性功能性痛经;继发性痛经是指因盆腔器质性疾病导致的痛经。

一、原发性痛经

青春期和年轻的成年女性的痛经大多数是原发性痛经,是功能性的,与正常排卵有关,没有盆腔疾病;但有大约10%的严重痛经患者可能会查出有盆腔疾患,如子宫内膜异位症或先天性生殖道发育异常。原发性痛经的病因和作用机制尚不明确。研究表明,在原发性痛经发作期间,子宫收缩异常,导致这种疾病的原因包括局部前列腺素、白三烯、血管升压素和催产素的增加。

(一)病因和病理生理

1.子宫收缩异常

月经期子宫基本张力小于1.33 kPa,收缩期可达到16 kPa,收缩率为每分钟3~4次。痛经时宫腔的基础压力提高,收缩频率增高且不协调。因此原发性痛经可能是子宫肌肉活动增强、过度收缩所致。

2.前列腺素的合成和释放过多

子宫内膜是合成前列腺素的重要部位,子宫内前列腺素(PG)的过度合成和释放可能是痛经的主要原因。PG的增加不仅可以促进子宫肌肉的过度收缩,诱发子宫缺血,而且还可以使神经末端对刺激敏感,增加疼痛的发作。

3.血管紧张素和催产素过高

原发性痛经患者体内的血管紧张素增高,血管紧张素可以引起子宫肌层和血管的平滑肌收缩加强,因此,被认为是引起痛经的另一重要因素。催产素是引起痛经的另一原因,临床上应用催产素拮抗剂可以缓解痛经。

4.其他因素

主要是精神因素,紧张、压抑、焦虑、抑郁等都会影响对疼痛的反应和主观感受。

(二)临床表现

原发性痛经主要发生在年轻女性身上,初潮或初潮后数月开始,疼痛发生在月经前或月经后,持续时间为48~72小时。疼痛是痉挛性的,小腹痛感比较强,有时伴有腰痛,严重时伴有恶心、呕吐、面色苍白、出冷汗等,影响日常生活和工作。

(三)诊断与鉴别诊断

要诊断原发性痛经,第一步是排出盆腔器质性病变的存在。病史采集、体格检查,结合临床表现,如B超、腹腔镜、宫腔镜、子宫输卵管造影等,以排除子宫器质性疾病。鉴别诊断主要是排除子宫内膜异位症、子宫腺肌病、盆腔炎等疾病,并将其与继发性痛经以及慢性盆腔炎分开。

(四)治疗

1. 一般治疗

对于痛经患者,尤其是年轻女性,有必要对其提供有关月经的生理知识,消除对月经的恐惧感。痛经时,可以卧床休息,小腹热敷,也可以服用合适的止痛药。研究表明,对痛经患者进行心理干预可以有效减轻症状。

2. 药物治疗

(1)前列腺素合酶抑制剂:非甾体抗炎药是阻断环氧合酶途径、抑制前列腺素合成、降低子宫张力和收缩力、达到镇痛作用的前列腺素合酶抑制物。疗效为60%～90%,服用方便,不良反应低。它还可以减少其他相关症状,如恶心、呕吐、头痛、腹泻等。用法:通常在月经或痛经前服用,连续服用2～3天,因为前列腺素在月经的前48小时释放最频繁,所以该补充剂的目的是减少前列腺素的合成和释放。因此疼痛时临时间断给药效果不佳,难以控制疼痛。

布洛芬和酮基布洛芬的血药浓度30～60分钟达到峰值,起效很快。吲哚美辛等对胃肠道刺激较大,容易引起消化道大出血,不建议作为治疗痛经的一线药物。

(2)避孕药具:含有左炔诺孕酮的口服和全身炎症药物(IUD)适用于需要避孕措施的痛经患者,可以治疗痛经。口服避孕药可以减轻50%的患者的疼痛,40%的患者可以减轻疼痛。曼月乐对痛经的缓解有效率也高达90%左右。避孕药的主要作用是抑制子宫内膜生长,抑制排卵,降低前列腺素和血管升压素的水平。不同种类的雌、孕激素组合可以降低痛经的发生率,其缓解程度没有显著差异。

(3)中医治疗:中医认为痛经是由于气血循环不畅引起的,所以主要的治疗方法是控制气血。对于原发性痛经的治疗,经常使用当归、川芎、茯苓、白术、泽泻等组成的当归芍药散,疗效显著。

3. 手术治疗

过去,对于顽固的原发性痛经患者,如果没有得到有效的药物治疗,可以使用骶前神经节切除术,效果很好,但会有其他并发症发生的可能。近年来,部分子宫切除术已被用于切除子宫神经。无生育要求者,可进行子宫切除术。

二、继发性痛经

继发性痛经是指与盆腔器官的器质性病变有关的周期性疼痛。常在初潮后数年发生。

(一)病因

有许多妇科疾病可能引起继发性痛经,它们包括以下几种。

1. 典型周期性痛经的原因

处女膜闭锁、阴道横隔、宫颈狭窄、子宫异常(先天畸形、双角子宫)、子宫腔粘连(Asherman 综合征)、子宫内膜息肉、子宫平滑肌瘤、子宫腺肌病、盆腔瘀血综合征、子宫内膜异位症、IUD 等。

2. 不典型的周期性痛经的原因

子宫内膜异位症、子宫腺肌病、残留卵巢综合征、慢性功能性囊肿形成、慢性盆腔炎等。

(二)病理生理

研究表明,子宫内膜异位症和子宫腺肌病患者体内前列腺素的过度形成可能是痛经的主要原因之一。前列腺素合成抑制剂可以减轻这类疾病的痛经症状。环氧化酶(COX)是前列腺素合成的限速酶,在子宫内膜异位症和子宫腺肌病患者体内表达量过度增高。这些均说明前列腺素合成代谢异常与继发性痛经的疼痛有关。

(三)临床表现

痛经一般发生在初潮后数年,生育年龄妇女较多见。疼痛通常发生在月经开始前,在前半段时间达到峰值,随后逐渐减轻,直到结束。继发性痛经症状常有不同,伴有腹胀、下腹坠痛、肛门坠痛等。但子宫内膜异位症的痛经也有可能发生在初潮后不久。

(四)诊断和鉴别诊断

诊断继发性痛经,除了详细询问病史外,主要通过盆腔检查,相关的辅助检查,如 B 超、腹腔镜、宫腔镜及生化指标的化验等,找出相应的病因。

(五)治疗

继发性痛经的治疗主要是针对病因进行治疗。主要有外科治疗和药物治疗（如雄激素、孕激素、口服避孕药和促性腺激素释放剂）。如果是由子宫内膜异位症和痛经引起的，则需要进行子宫切除术；如果痛经是由盆腔炎引起的，可以使用抗生素进行治疗；如果是由子宫肌瘤、子宫癌症和癌症引起的，则需要进行手术。

第三节　经前期综合征

经前期综合征（premenstrual syndromes，PMS）又称经前紧张症（premenstrual tension，PMT）或经前紧张综合征（premenstrual tension syndrome，PMTS），是育龄妇女常见的问题。PMS 是指在月经开始前 7~14 天（即月经黄体期）出现的身体症状（如乳房胀痛、头痛、腹痛、水肿等）和精神症状（如烦躁、紧张、焦虑、嗜睡、失眠等）的总称。PMS 症状多样，除上述典型症状外，自杀倾向、行为退化、嗜酒、工作状态差甚至无法工作等也常出现于 PMS。由于 PMS 临床表现复杂且个体差异巨大，因此诊断的关键是症状出现的时间及严重程度。PMS 发生于黄体期，随月经的结束而完全消失，具有明显的周期性，这是区分 PMS 和心理性疾病的重要依据；上述心理及躯体症状只有达到影响女性正常的工作、生活、人际交往的程度才称为 PMS。

一、流行病学研究

PMS 的患病率各地报道不一，这与评定方法（回顾性或前瞻性）、调查者的专业、调查样本人群、症状严重水平不一，以及一些尚未确定的因素有关。在妇女生殖阶段可发生，初潮后未婚少女的患病率低，产后出现 PMS 倾向。

美国妇产科学院委员会声明 66 号（1989 年 1 月）指出，一般认为 20%~40% 妇女在经前出现一些症状，只有 5% 对工作或生活带来一定程度的显著影响。

研究者对生活方式不同（包括尼姑、监狱犯人、女同性恋者）的 384 名妇女进行 147 项问卷研究，结果发现家庭主妇和教育水平低者有较多的水潴留、自主神经症状和负面情感，但年龄、种族、性偏向、显著的体育活动、婚姻状态或收入与 PMS 的发生率不相关（Friedman 和 Jaffe，1985）。双生儿研究显示单卵双生儿发生 PMS 的同病率为 94%,双卵双生儿为 44%,对照组为 31%(Dalton 等,1987)。另一项来自伯明翰的 462 对妇女双生儿的研究亦支持 Dalton 等的结果,并认为 PMS 是具遗传性的(Vanden Akker 等,1987)。口服避孕药(OC)似可降低 PMS 的发生率。爱丁堡大学于 1974 年调查 3 298 名妇女,其中 756 人服用 OC,2 542 人未服,结果发现口服 OC 者较少发生 PMS(Sheldrake 和 Cormack,1976)。月经长周期(>40 日)和周期不规律者 PMS 发生率低,而且主要表现为躯体症状如胃痛、背痛和嗜睡。月经周期在 31~40 天者体验到较多的经前症状,而且躯体症状和情绪症状均明显。短而不规律的月经周期妇女则经前症状主要表现为情绪症状,如抑郁、紧张和激惹(Sheldrake 和 Cormack,1976)。

PMS 与产后抑郁症呈正相关,已得到证实。Dalton(1982)报告 610 例 PMS 妇女中,56% 在产后出现抑郁症。一些妇女回忆 PMS 是产后抑郁症之后发生的,另一些则报告受孕前出现 PMS,但 PMS 的严重程度却在产后抑郁症减轻后加重。

PMS 与围绝经期综合征的相关性也为多数学者研究证实。PMS 与围绝经期综合征均有心理症状及躯体症状,均可表现为与卵巢激素水平波动相关的烦躁、抑郁、疲惫、失眠及乳房胀痛、水肿等,在激素水平稳定后(月经结束及绝经后数年)原有症状及体征消失。在经前期和围绝经期原有的抑郁等心理疾患可表现增强,因此 PMS 和围绝经期抑郁均需和原发心理疾病相鉴别。除了临床表现的相关性,围绝经期综合征和 PMS 在流行病学上也密切相关。Harlow 等的研究发现,围绝经期综合征的女性在抑郁流行病学评分(CES-D)中表现为明显抑郁者,多数患有 PMS。同样 Becker 等用视觉模拟评分(VAS)评价女性的心情状态,也发现女性围绝经期的情绪感受与既往经前期的心境变化明显相关。Freeman 等的研究认为患有 PMS 的女性在围绝经期出现抑郁、失眠、性欲低下的可能性大,因此 PMS 在一定程度上可以预测围绝经期抑郁的出现。在易感人群中,PMS 和围绝经期抑郁不但易相继出现,还常常同时发生。围绝经期女性,患有围绝经期抑郁的较未患者出现月经周期相关症状及 PMDD 的明显增多。在 Richards 等的研究中有 21% 的围绝经期抑郁患者同时伴有中度以上的 PMDD,而仅有 3% 的围绝经期非抑郁女性出现这一疾病。此外,患有 PMS 及围绝经期抑郁的女性也常伴有其他激素相关的情绪异常如产褥抑郁,及其他激素非相关的心理疾患如抑郁症。

经前期综合征与精神疾病关系受到妇科学家、心理学家、精神病学家较多的重视与研究。妇女复发性精神病状态,不论是认知、情感或混合功能障碍均易于在经前复发。Schukit(1975)和 Wetzel(1975)报道类似结果,情感性疾病患者不仅 PMS 发生率高(72%),症状严重,出现经前不适症状亦较正常人多(Coppen,1956),并且现存的情感症状在经前趋向恶化。精神分裂症患者往往在经前恶化,急性精神病症状掩盖了经前不适,导致对检出 PMS 发生率带来困难。多数研究指出,经前期和月经期妇女自杀较其他阶段多,但这些资料的取得多是回顾性的。Mackinnon(1959)的研究并非回顾性的,而是死后病理检查子宫内膜改变以确定月经周期。他们指出,黄体期自杀者增多,其高峰在黄体期的早、中期,死于黄体中期者约占 60%;与其他死亡者比较,自然死亡发生于黄体期者占 84%,意外事故为 90%,自杀为 89%,提示在月经周期后半期内妇女容易死于自杀、外伤、中毒和疾病。

二、病因与发病机制

近年研究表明,PMS 病因涉及诸多因素的联合,如社会心理因素、内分泌因素及神经递质的调节等。但 PMS 的准确机制仍不明,一些研究结果尚有矛盾之处,进一步的深入研究是必要的。

(一)社会心理因素

情绪不稳定及神经质、特质焦虑者容易体验到严重的 PMS 症状。应激或负性生活事件可加重经前症状,而休息或放松可使其减轻,均说明社会心理因素在 PMS 的发生或延续上发挥作用。

(二)内分泌因素

1. 孕激素

英国妇产科学家 Dalton(1984)推断 PMS 是由于经前孕酮不足或缺陷所致,而且应用孕酮治疗可以获得明显效果。然而相反的报道则发现 PMS 妇女孕酮水平升高。Hammarback 等(1989)对 18 例 PMS 妇女连续两个月逐日测定血清雌二醇和孕酮,发现严重 PMS 症状与黄体期血清这两种激素水平高相关。孕酮常见的不良反应如心境恶劣和焦虑,类似普通的经前症状。这一疾病仅出现于育龄期女性,青春期前、妊娠期、绝经后期均不会出现,且仅发生于排卵周期的黄体期。给予外源性孕激素可诱发此病,在激素替代治疗(hormone replace thera-py,HRT)中使用孕激素建立周期引发的抑郁情绪和生理症状同 PMS 相似;曾患有严重 PMS 的女性,行子宫加双附件切除术后给予 HRT,单独使用雌激素不会诱发 PMS,而在联合使用雌孕激素时 PMS 复发。相反,卵巢内分泌激素周期消失,如双卵巢切除或给予促性腺激素释放激素激动剂(GnRHa)均可抑制原有的 PMS 症状。因此,卵巢激素尤其是孕激素可能与 PMS 的病理机制有关,孕激素可增加女性对甾体类激素的敏感性,使中枢神经系统受激素波动的影响增加。

2. 雌激素

(1)雌激素降低学说:正常情况下雌激素有抗抑郁效果,经前雌激素水平下降可能与 PMS 特别是经前心境恶劣的发生有关。Janowsky(1984)强调雌激素波动(中期雌激素明显上升,继之降低)的作用。

(2)雌激素过多学说:持此学说者认为雌激素水平绝对或相对高,或者对雌激素的特异敏感性可招致 PMS。Morton(1950)报告给妇女注入雌激素可产生 PMS 样症状。Backstrom 和 Cartenson(1974)指出,具有经前焦虑的妇女,雌激素/孕酮比值较高。雌孕激素比例异常可能与 PMS 发生有关。

3. 雄激素

Lahmeyer(1984)指出,妇女雄激素来自卵巢和肾上腺。在排卵前后,血中睾酮水平随雌激素水平的增高而上升,且由于大部分来自肾上腺,故于围月经期并不下降,其时睾酮/雌激素及睾酮/孕激素之比处于高值。睾酮作用于脑可增强两性的性驱力和攻击行为,而雌激素和孕酮可对抗之。经前期雌激素和孕酮水平下降,脑中睾酮失去对抗物,这至少与一些人 PMS 的发生有关,特别是心境改变和其他精神病理表现。

(三)神经递质

研究表明在 PMS 女性中血清性激素的浓度表现为正常,这表明除性激素外还可能有其他因素作用。PMS 患者常伴有中枢神经系统某些神经递质及其受体活性的改变,这种改变可能与中枢对激素的敏感性有关。一些神经递质可受卵巢甾体激素调节,如 5-羟色胺(5-HT)、乙酰胆碱(ACh)、去甲肾上腺素、多巴胺等。

1. 乙酰胆碱(ACh)

Janowsky(1982)推测 ACh 单独作用或与其他机制联合作用与 PMS 的发生有关。在人类 ACh 是抑郁和应激的主要调节物,引起脉搏加快和血压上升,负性情绪,肾上腺交感胺释放和止痛效应。Rausch(1982)发现经前胆碱能占优势。

2.5-HT与γ-氨基丁酸

经前5-HT缺乏或胆碱能占优势可能在PMS的形成上发挥作用。选择性5-HT再摄取阻断剂(SSRLS)如氟西汀、舍曲林问世后证明它对PMS有效,而那些主要作用于去甲肾上腺素能的三环抗抑郁药的效果较差,进一步支持5-HT在PMS病理生物学中的重要作用。PMDD患者与患PMS但无情绪障碍者及正常对照组相比,5-HT在卵泡期增高,黄体期下降,波动明显增大,因此Inoue等认为,5-HT与PMS、PMDD出现的心理症状密切相关。5-HT能系统对情绪、睡眠、性欲、食欲和认知具有调节功能,在抑郁的发生发展中起到重要作用。雌激素可增加5-HT受体的数量及突触后膜对5-HT的敏感性,并增加5-HT的合成及其代谢产物5-羟吲哚乙酸的水平。有临床研究显示选择性5-HT再摄取抑制剂(SSRI)可增加血液中5-HT的浓度,对治疗PMS/PMDD有较好的疗效。

3.类鸦片物质与单胺氧化酶

Halbreich和Endicott(1981)认为内啡肽水平变化与PMS的发生有关。他们推测PMS的许多症状类似类鸦片物质撤出。目前认为在性腺类固醇激素影响下,过多暴露于内源性鸦片肽并继之脱离接触可能参与PMS的发生(Reiser等,1985)。持单胺氧化酶(MAO)学说则认为PMS的发生与血小板MAO活性改变有关,而这一改变是受孕酮影响的(Klaiber等,1971)。正常情况下,雌激素对MAO活性有抑制效应,而孕酮对组织中MAO活性有促进作用。MAO活性增强被认为是经前抑郁和雌激素/孕激素不平衡发生的中介。MAO活性增加可以减少有效的去甲肾上腺素,导致中枢神经元活动降低和减慢。MAO学说可解释经前抑郁和嗜睡,但无法说明其他众多的症状。

三、临床表现

历来提出的症状甚为分散,可达200项之多,近年研究提出大约20类症状是常见的,包括躯体、心理和行为3个方面。其中恒定出现的是疼痛、肿胀、嗜睡、易激惹和抑郁,行为笨拙,渴望食物。但表现有较大的个体差异,取决于躯体健康状态、人格特征和环境影响。

（一）躯体症状

1. 水潴留

经前水潴留一般多见于脚踝、小腿、手指、腹部和乳房,可导致乳房胀痛、体重增加、面部虚肿和水肿,腹部不适或胀满或疼痛,排尿量减少。这些症状往往在清晨起床时明显。

2. 疼痛

头痛较为常见,背痛、关节痛、肌肉痛、乳房痛发生率亦较高。

3. 自主神经功能障碍

常见恶心、呕吐、头晕、潮热、出汗等。可出现低血糖,许多妇女渴望摄入甜食。

（二）心理症状

1. 抑郁

心境低落、郁郁不乐、消极悲观、空虚孤独,甚至有自杀想法。

2. 焦虑、激动

烦躁不安,似感到处于应激之下。

3. 运动共济和认知功能改变

可出现行动笨拙、运动共济不良、记忆力差,自感思路混乱。

（三）行为改变

可表现为社会退缩,回避社交活动;社会功能降低,判断力下降,工作时失误;性功能减退或亢进等改变。

四、诊断与鉴别诊断

（一）诊断标准

PMS 具有三项属性(经前期出现;在此以前无同类表现;经至消失),诊断一般不难。美国国立精神卫生研究院的工作定义如下:一种周期性的障碍,其严重程度是以影响一个妇女生活的一些方面(如为负性心境,经前一周心境障碍的平均严重程度较之经后一周加重30%),而症状的出现与月经有一致的和可以预期的关系。这一定义规定了 PMS 的症状出现与月经有关,对症状的严重程度做出定量化标准。美国精神学会对经前有精神症状

（premenstrual dysphoric disorder，PMDD）的 PMS 测定的诊断标准如下。

在患者 2~3 次月经期间记录症状的可靠性分析。在黄体期的最后一周，有 5 种（或更多）以下症状且在月经后消失，其中至少一种应为（1）、（2）、（3）或（4）。

（1）明显的抑郁、自我否定和气馁。

（2）明显的抑郁、焦虑，感到"快乐"或"不安"。

（3）情绪不稳定，如突然的悲伤、哭泣或对拒绝更加敏感。

（4）持续并显著的情绪暴躁或易怒，或增加与他人的对抗。

（5）对工作、教育、友谊、爱好等日常活动的兴趣降低。

（6）很难集中注意力。

（7）贪睡、虚弱或缺少能量。

（8）食欲有显著变化，包括过度进食或对食物有强烈的渴望。

（9）失眠。

（10）意识复杂或不受控制。

（11）其他身体症状，如乳房或炎症、头痛、关节疼痛或肌肉疼痛、肿胀和体重增加。

这些症状会明确影响日常工作、教育或社会活动，以及与他人的关系（如避免社区游戏、降低生产力和教育效率）。这些失调可能更容易感染其他疾病（如严重抑郁症、恐惧症、负面情绪或不良行为）。

（二）鉴别诊断

1. 月经周期性精神病

PMS 可能是在内分泌改变和心理社会因素作用下起病的，而月经周期性精神病则有着更为深刻的原因和发病机制。PMS 的临床表现是以心境不良和众多躯体不适组成，不致发展为重性精神病形式，可与月经周期性精神病区别。

2. 抑郁症

PMS 妇女有较高的抑郁症发生风险及抑郁症患者较之非情感性障碍患者有较高的 PMS 发生率。根据 PMS 和抑郁症的诊断标准，可做出鉴别。

3. 其他精神疾病经前恶化

根据 PMS 的诊断标准与其他精神疾病经前恶化进行区别。须注意疑难病例诊断过程中妇科、心理、精神病专家协作的重要性。

五、治疗

PMS 的治疗应针对躯体、心理症状、内在病理机制和改变正常排卵性月经周期等方面。此外,心理治疗和家庭治疗亦受到较多的重视。轻症 PMS 病例采取环境调整、适当膳食、身体锻炼、改善生活方式、应激处理和社会支持等措施即可,重症患者则需实施以下治疗。

(一)调整生活方式

包括合理的饮食与营养、适当的身体锻炼、戒烟、限制盐和咖啡的摄入。可改变饮食习惯,增加钙、镁、维生素 B_6、维生素 E 的摄入等,但尚没有明确、一致的研究表明以上维生素和微量元素治疗的有效性。体育锻炼可改善血液循环,但其对 PMS 的预防作用尚不明确,多数临床专家认为每日锻炼20～30 分钟有助于加强药物治疗和心理治疗。

(二)心理治疗

心理因素在 PMS 发生中所起的作用是不容忽视的。精神刺激可诱发和加重 PMS。要求患者日常保持乐观情绪,生活有规律,参加运动锻炼,增强体质,行为疗法曾用以治疗 PMS,放松技术有助于改善疼痛症状。生活在经前综合征妇女身边的人,如父母、丈夫、子女等,要多关心患者,对她们在经前出现的心境烦躁、易激惹等给以容忍和同情。工作周围的人也应体谅她们经前发生的情绪症状,在各方面予以照顾,避免在此期间从事驾驶或其他具有危险性的作业。

(三)药物治疗

1. 精神药物

(1)抗抑郁药:5-羟色胺再摄取抑制剂(selective serotonergic reuptake inhibitors,SSRI)对 PMS 有明显疗效,达60%～70%且耐受性较好,目前认为是一线药物。如氟西汀(百忧解)20 mg 每日一次,经前口服至月经第 3 天。减轻情感症状优于躯体症状。舍曲林(sertraline)剂量为每日 50～150 mg。三环类抗抑郁药氯丙咪嗪是一种三环类抗抑郁药,可以防止血清素和去甲肾上腺素的重复摄取,每天25～75 mg 可有效控制经前综合征,并可在黄体期控制。与三环类抗抑郁药相比,SSRI 没有抗胆碱能、低血压、镇静等不良反应,具有无依赖性、无特异性心血管等严重毒性的优点。SSRI 除抗抑郁外也有改善焦虑的效应,目前应用明显多于三环类。

(2)抗焦虑药:苯二氮䓬类用于治疗 PMS 已有很长时间,效果显著。如阿普唑仑为抗焦虑药,也有抗抑郁性质,起始剂量为 0.25 mg,1 天 2 ~ 3 次,逐渐递增,每日剂量可达 2.4 mg 或 4 mg,在黄体期用药,经至即停药,停药后一般不出现戒断症状。

2.抑制排卵周期

(1)口服避孕药:作用于 HPO 轴可导致不排卵,常用以治疗周期性精神病和各种躯体症状。口服避孕药对 PMS 的效果不是绝对的,因为一些亚型用本剂后症状不仅未见好转反而恶化。就一般病例而论复方短效单相口服避孕药均有效。国内多选用复方炔诺酮或复方甲地孕酮。

(2)达那唑:一种人工合 17α-乙炔睾酮的衍生物,对下丘脑-垂体促性腺激素有抑制作用。100 ~ 400 mg/d 对消极情绪、疼痛及行为改变有效,200 mg/d 能有效减轻乳房疼痛。但其雄激素活性及致肝功能损害作用,限制了其在 PMS 治疗中的临床应用。

(3)促性腺激素释放激素激动剂(GnRHa):GnRHa 通过降低、诱导促性腺激素和低雌激素,在垂体水平抑制垂体促性腺激素分泌,达到药物切除卵巢的治疗效果。有随机双育安慰剂对照研究证明 GnRHa 治疗 PMS 有效。单独应用 GnRHa 应注意低雌激素血症及骨量丢失,故治疗第 3 个月应采用反加疗法(add-back therapy)克服其不良反应。

(4)手术切除卵巢或放射破坏卵巢功能:虽然此方法对重症 PMS 治疗有效,但卵巢功能破坏导致绝经综合征及骨质疏松性骨折、心血管疾病等风险增加,应在其他治疗均无效时酌情考虑。对中、青年女性患者不宜采用。

3.其他

(1)利尿剂:PMS 的主要症状与组织和器官水肿有关。醛固酮受体拮抗剂螺内酯不仅具有利尿作用,而且能抑制血管紧张素功能。剂量为 25 mg 每天 2 ~ 3 次,可减轻水潴留,对精神症状亦有效。

(2)抗前列腺素制剂:经前子宫内膜释放前列腺素,改变平滑肌张力、免疫功能及神经递质代谢。如果疼痛是 PMS 的标志,抗前列腺素有效。抗前列腺素如甲芬那酸 250 mg 每天 3 次,于经前 12 天起服用。餐中服可减少胃刺激。除对痛经、乳胀、头痛、痉挛痛、腰骶痛有效,对紧张易怒症状也有报告有效。

(3)多巴胺拮抗剂:高催乳素血症与 PMS 关系已有研究报道。溴隐亭为多巴胺拮抗剂,可降低 PRL 水平并改善经前乳房胀痛。剂量为 2.5 mg,每日 2 次,餐中服药可减轻不良反应。

第四节　多囊卵巢综合征

多囊卵巢综合征(polycystic ovarian syndrome,PCOS)是一种以长期不排卵和高雄激素血症为特征的内分泌妇科疾病。其特征是胰岛素抵抗和诊断的异质性,50% 的多囊卵巢综合征患者伴有超重或肥胖。育龄妇女多囊卵巢综合征的患病率为 5% ～10% ,而不孕患者的发病率为 30% ～60% 。最近的研究表明,这种症状的功能失调是在阴道之外,由于胰岛素抵抗,常发展为 2 型糖尿病、脂质代谢紊乱和心脏病等;且 PCOS 患者的代谢综合征的患病率为正常人群的 4 ～11 倍。

一、病因

多囊卵巢综合征的实际病因尚不清楚。现有研究表明,多囊卵巢综合征的发生与遗传因素密切相关,如肥胖、2 型糖尿病、脂溢性脱发、高血压等家族史,以及子宫内环境、产后营养、生活方式等,表明多囊卵巢综合征可能是遗传和环境因素共同作用的结果。

(一)遗传学因素

研究表明,多囊卵巢综合征患者有明显的家族性,如有家族肥胖史、2 型糖尿病史、脂溢性脱发史、高血压史等,多囊卵巢综合征的发病率较高。目前,人们发现,通常有以下类型的成分与多囊卵巢综合征的结果有关。

(1)基因与类固醇激素的合成和活性有关,如胆固醇侧链裂解酶 CYP11A、CYP17、CYP21 等。

(2)这些基因与促性腺激素的作用和调节有关,如 LH 受体基因、卵泡抑制素基因、β-FSH 基因等。

(3)与葡萄糖代谢和能量平衡有关的基因,如胰岛素基因、胰岛素受体基因、IRS 基因、钙激活酶基因等。

(4)大面积组织相容性位点。

这些基因可出现表达水平或单核苷酸多态性变化。

(二)多囊卵巢综合征的环境因素

近年来,人们发现多囊卵巢综合征患者的高胰岛素血症或高血糖可能影响胎盘发育,导致产后儿童生长发育和代谢异常;饮食模式和产后生活方式也可能影响 PCOS 的发生和发展。

二、病理生理

PCOS 病理生理的基本特征有:①长期异常排卵。②雄激素分泌过多。③卵巢表达为多囊改变伴间质增生。④胰岛素抵抗(insulin resistence,IR)。PCOS 存在激素异常的交互影响,但始动因素至今尚未阐明。以下讨论 PCOS 病理生理机制及相互关系。

(一)雄激素过多症

正常循环女性的雄激素包括雄酮、睾酮、脱氢表雄酮和脱氢硫酸表雄酮,主要来自卵巢和肾上腺,也有一小部分来自细胞外转化;多囊卵巢综合征患者卵巢和肾上腺肿瘤的雄激素分泌增加,其机制如下。

1.肾上腺功能初现亢进

早在 1980 年,Yen 就声称多囊卵巢综合征发生在青少年时期,即肾上腺开始反应,这意味着在 PCOS 患者中,肾上腺会导致雄激素过度分泌。然而,PCOS 肾上腺功能开始时雄激素分泌过多的机制尚不清楚,这可能与肾上腺 P450c17α 酶系统活性的增加有关。

2.促性腺激素分泌异常

多囊卵巢综合征患者垂体中 LH 的合成增加,其分泌脉冲的幅度和频率增加,导致血清黄体生成素(LH)增加,而卵泡刺激素(FSH)分泌正常或略低于正常,导致血液中 LH/FSH 比值增加。LH 过多会刺激卵巢间质和卵泡膜细胞中雄激素(包括睾酮和雄烯二酮)的过度分泌;LH 还可以促进卵巢中 IGF-Ⅰ 的活性,IGF-Ⅰ 与卵泡膜中 IGF-Ⅰ 受体的结合是促进卵巢雄激素产生的另一种方式。

3.性激素结合球蛋白(sex hormone binding globin,SHBG)

循环中的 SHBG 由肝脏产生,可以与循环中的性激素睾酮和雌二醇结合,从而调节它们的活性。只有不与 SHBG 结合的游离性激素才具有生物活性。多囊卵巢综合征周期中雄激素的增加可以抑制肝脏中 SHBG 的产生,从而减少 SHBG 循环,然后增加游离睾酮和雌二醇的水平。多囊卵巢综合征患者明显的高雄激素血症不仅与雄激素的过度形成有关,而且其活性形式的游离睾酮也会增加。

(二)卵巢多囊样改变

正常的卵泡由始基卵泡形成发育到窦前卵泡,再到窦腔卵泡,最后发育成为成熟卵泡,这一过程需要经历初始招募、个体成长、生长调节、分化和最终成熟 4 个阶段;同时,有两种基本的招募理论,即始基卵泡发展基础的招募机制和基于 FSH 作用的窦腔卵泡的招募系统。与正常人群相比,多囊卵巢综合征患者的基线招募数量显著增加,约为正常人群的 6 倍,并且卵泡进一步发展的招募时间受到抑制。有研究表明,雄激素在早期卵泡发育中发挥了一些作用。雄性激素过多会促进早期卵泡的生长,增加早期卵泡和较小窦状卵泡的发育,但会抑制卵泡的募集和生长。实验研究表明,超声下 2 ~ 4 mm 卵泡的增加与血清雄激素浓度呈正相关。雄激素可以加速卵泡的发育,但阻止进一步发育的潜在可能。

(三)胰岛素抵抗(IR)

研究表明,多囊卵巢综合征患者 IR 的主要机制是丝氨酸磷酸化异常。一方面,胰岛素受体丝氨酸残基磷酸化的异常表达导致胰岛素信号通路受到抑制,从而导致糖耐量异常,导致 IR;另一方面,雄激素合成酶(P450c17α 酶)的异常丝氨酸磷酸化导致卵巢和肾上腺肿瘤中雄激素的合成增加,导致高雄激素血症。

1. 炎症因子

对多囊卵巢综合征患者的研究表明,一些炎症因子,如血清 C 反应蛋白(CRP)、IL-6、IL-18 和 TNF-α 血清升高,最近的研究表明这些情况可以通过干扰胰岛素信号通路中关键分子的表达功能来诱导 IR。

(1)IL-6:它是一种多功能的细胞炎症因子。研究表明,IL-6 与胰岛素抵抗有关,并与胰岛素水平保持强大的平衡。低水平的 IL-6 可以促进胰岛素分泌,而高水平的 IL-6 则可以保护胰岛素的分泌。IL-6 通过以下机制诱导 IR 的研究进展:①增加 SOCS 蛋白的表达,从而抑制 IRS21 酪氨酸磷酸化并影响胰岛素分泌。②它可以降低 GLUT-4 mRNA 的表达,削弱胰岛素的葡萄糖转运功能,增加游离脂肪酸,促进脂质氧化,抑制脂肪组织中脂蛋白脂肪酶的活性,抵抗胰岛素的作用。

(2)肿瘤坏死因子-α(TNF-α):是一种由许多炎症细胞合成或分泌的非糖基化蛋白,脂肪细胞也是其主要成分。多种调节组织释放 TNF-α,TNF-α 还通过各种作用机制影响胰岛素敏感性。多囊卵巢综合征患者的TNF-α 水平显著高于正常人,肥胖者的水平升高更加明显。TNF-α 引起 IR水平的诱导机制如下:①降低 IRS-1 的酪氨酸磷酸化,抑制胰岛素信号。②支持脂肪分解,增加脂肪酸,直接影响胰岛素敏感性。③脂肪细胞中各种重要信号分子或蛋白质的表达下调,导致 IR。

(3)C 反应蛋白(CRP):它是一种急性期反应蛋白,主要受 IL-6 和TNF-α 循环的影响。当 CRP 水平升高并延长免疫功能时,会有明显的反应。研究表明多囊卵巢综合征患者血清 CRP 水平升高。CRP 诱导 IR 的机制:主要刺激 TNF-α 的释放,与早期胰岛素信号有关;抑制油脂合成,增加脂肪分解和纤溶酶激活抑制剂(PAI-1)的分泌;抑制 GLUT4、PPARγ 胰岛素的表达会加重 IR。

2.脂肪细胞因子

在过去的十年里,基于内分泌器官的脂肪组织已成为学术界的焦点,许多脂肪细胞因子如瘦素、脂联素和抵抗素已被发现与 IR 有关。

(1)瘦素:许多研究证实了瘦素和胰岛素的双向调节。胰岛素可促进体外培养的脂肪组织中瘦素 mRNA 的表达,瘦素可通过干扰胰岛素抵抗而加重 IR。一些学者还发现多囊卵巢综合征患者的胰岛素抵抗(IR)、雄激素水平和体重指数(BMI)与瘦素水平之间存在一定关系。肥胖患者瘦素分泌增加,因此肥胖患者瘦素是加重 IR 的重要因素。

(2)脂联素:通过干扰身体的葡萄糖和脂质代谢途径,它与 IR 相关疾病的发生和发展有关。低脂联素水平与 IR 和高胰岛素血症有关。研究人员比较了年龄与 BMI 指数相匹配的 52 名 PCOS 女性及 45 名排卵正常女性的性激素、IR 参数和脂联素水平,发现患者的脂联素水平显著降低,这可能导致脂肪的存在位置和功能出现问题。也有学者认为,无论是肥胖的还是消瘦的 PCOS 患者,只要有不同程度的 IR,她们就有低脂联素血症,这表明 PCOS的 IR 或其他代谢紊乱影响脂联素浓度的调控。

3.雄激素

如上所述,高胰岛素血症会导致高雄激素血症,但研究也证实,高雄激素血症也会导致 IR。中度肥胖女性的游离雄激素水平通常高于正常对照组,与正常对照组相比,胰岛素指数也有所增加。有学者发现,滥用雄激素的女运动员往往会出现胰岛素抵抗。再生障碍性高血压患者在接受雄激素治疗后,可能会出现血糖水平异常和胰岛素水平升高。有学者发现,雄激素分泌型肿瘤患者的黑棘皮病(胰岛素抵抗的一个重要诊断参数)在手术切除肿瘤后可以显著改善。近年来,研究发现高雄激素血症患者服用螺内酯、氟他胺及 GnRH-α 等降雄激素药物治疗后,其胰岛素抵抗均得到明显改善。IR 诱发高雄激素血症的可能机制是:①雄激素可直接或间接影响葡萄糖代谢,引起高胰岛素血症。②雄激素还可以直接抑制胰岛素在外周和肝脏的作用,导致高胰岛素血症。有学者发现,多囊卵巢综合征患者脂肪细胞上胰岛素受体及其激酶的活性没有显著差异,但葡萄糖摄取量显著降低;据估计,多囊卵巢综合征患者的胰岛素抵抗是由胰岛素受体侧链缺陷引起的,可能与雄激素水平升高有关;研究表明,雄激素可以通过抑制胰岛素受体后信号传导分子的表达来诱导胰岛素抵抗。此外,雄激素还可以增加游离脂肪酸的产生,从而抑制肝脏胰岛素的去除,引起高胰岛素血症,导致胰岛素抵抗。

三、临床表现

(一)月经失调

见于 75% ~85% 的 PCOS 患者。可表现为月经稀发(每年月经次数≤6次)、闭经或不规则子宫出血。

(二)不育症

一对夫妇结婚后同居,有正常性生活(未避孕)1 年尚未怀孕者称为不育。须检查排除男方和输卵管异常,并确认无排卵或稀发排卵。

(三)雄激素过多症

1. 痤疮

PCOS 患者中 15% ~25% 有痤疮,病变多见于前额、双颊等,胸背、肩部也可出现。痤疮的分级为:轻-中度者以粉刺、红斑丘疹、丘脓疱疹为主;重度者以脓疱结节、囊肿、结瘢炎症状态为主。

2. 多毛症

性毛过多指雄激素依赖性体毛过度生长,PCOS 患者中患多毛症者占65% ~75%。

（四）肥胖

以腹型肥胖为主，临床上以腰围（WR）或腰臀比（腰围/臀围，WHR）表示肥胖的类型。若女性 WHR≥0.8 或腰围≥85 cm 可诊断为腹型肥胖。

四、诊断

（一）多囊卵巢综合征临床表现异质性

（1）症状和生化异常都显示出种族和性格的显著差异。多囊卵巢综合征的诊断多年来一直备受争议。1990 年，美国国立卫生研究院（NIH）将以下两项多囊卵巢综合征的临床试验列为优先诊断标准：①高雄激素血症。②罕见排卵。然而，有必要分离以下高雄激素原性疾病，如先天性 21 羟化酶缺乏症、库欣综合征、高催乳素和雄激素分泌肿瘤；在诊断标准方面已经迈出了重要的一步。该模型包括 3 种基本表型：①多毛症、高雄激素血症和低排卵。②毛发和挫伤性排卵。③雄性激素过度和排卵减少。

（2）随着诊断技术的进步和阴道超声的广泛应用，越来越多的学者报道，超过 50% 的多囊卵巢综合征患者有卵巢多囊改变特点。美国生殖医学学会（ASRM）和欧洲人类生殖与胚胎学学会（ESHRE）在鹿特丹举行了一次专家会议，就多囊卵巢综合征的诊断达成了新的共识，将该方法添加到卵巢多囊改变中，并提出多囊卵巢综合征应包括下列 3 种情况中的两种：①低排卵和（或）无排卵。②雄激素过量的临床和（或）生化标志物。③卵巢多囊变性。还需要分离其他疾病或与雄激素过量相关的其他疾病。与 NIH 方法相比，这种方法增加了两种新的表型：①多囊卵巢、多毛症和（或）高雄激素血症，但排卵功能正常。②多囊卵巢，排卵不规律，但无高雄激素血症。对这种模型的需求在医学界引发了激烈的争论，支持者认为它呈现了新的表型，有助于理解病因和异质性；反对者认为，该方法提出的新表型仍然缺乏数据，对这两种新表型的分析意义尚不明确。

（二）实验室测定

1.雄激素的测定

正常妇女循环中雄激素有睾酮、雄烯二酮、脱氢表雄酮及其硫酸盐 4 种。临床上常规检查项目为血清总睾酮及硫酸脱氢表雄酮。目前尚缺乏我国女性高雄激素的实验室诊断标准。

2. 促性腺激素的测定(LH、FSH)

研究显示 PCOS 患者 LH/FSH 比值>3,但这一特点仅见于无肥胖的 PCOS 患者。由于肥胖可抑制 GnRH/LH 脉冲分泌振幅,使肥胖 PCOS 患者 LH 水平及 LH/FSH 比值不升高,故此比值不作为 PCOS 的诊断依据。

(三)盆腔超声检查

多囊卵巢(PCO)是超声检查对卵巢形态的一种描述。根据鹿特丹专家共识 PCO 超声相的定义为:一个或多个节段在一侧或两侧卵巢中显示≥12 个直径为 2~9 mm 的碱基和(或)卵巢体积≥10 mL(卵巢体积按 0.5×长径×横径×前后径计算)。

应注意口服避孕药应在超声诊断前至少 1 个月停止使用,月经规律的患者应在周期的第 3~5 天进行临床检查。如果排卵不足的患者有直径大于 10 mm 的卵泡或黄体,则应在下一周期进行复检。除未婚患者外,应选择经阴道超声检查;青春期女孩应采用经直肠超声检查。

(四)基础体温测定

PCOS 患者应于每天早晨醒后立即测试舌下体温(舌下放置 5 分钟),至少一个月经周期,并记录在坐标纸上。测试前禁止起床、说话、大小便、进食、吸烟等活动。根据体温曲线的形状可以了解有无排卵,并估计排卵日期,早期诊断妊娠。

五、性别诊断

(一)迟发型肾上腺皮质增生(21-羟化酶缺陷)

测定 17α-羟孕酮水平以排除肾上腺皮质增生(CAH)。

(二)肾上腺和卵巢肿瘤分泌雄激素

肾上腺瘤和癌症可导致男性化、高雄激素血症和无排卵情况的发生。分泌雄激素的卵巢肿瘤也会引起类似的临床特点,B 超可鉴别。

(三)库欣综合征

它可继发于垂体瘤、异位肾上腺皮质激素分泌瘤、肾上腺肿瘤或癌症。近一半的库欣(Cushing)综合征患者患有性腺功能减退症,可以表现出高雄激素血症的临床迹象,但雄激素水平可以保持不变,而皮质醇异常升高。

六、治疗

(一)治疗原则

根据对生育能力和有无并发症的要求,分为3类:基础治疗、并发症治疗和促孕治疗。基础治疗是指对多囊卵巢综合征患者月经紊乱的治疗、雄激素过多症、胰岛素抵抗及肥胖的治疗,这包括4个方面,即月经周期控制治疗、雄激素降低治疗、胰岛素降低治疗和体重控制。目的是促进排卵功能恢复,改善雄激素超负荷的特点,预防子宫内膜增生和癌症,预防代谢综合征的发生。以上治疗可根据患者的情况,采用单一或两种及以上治疗方法联合应用。并发症的治疗是指子宫内膜增生或代谢综合征的治疗,包括糖耐量受损、2型糖尿病、高血压等。促孕治疗包括药物促排卵、卵巢手术促排卵及生殖辅助技术,一般用于基础治疗后仍未受孕者,但任何促孕治疗应在纠正孕前健康问题后进行,以降低孕时并发症。

(二)治疗方法

1. 基础治疗

(1)降体重疗法:肥胖型PCOS患者调整生活方式(饮食控制和适当运动量)是一线治疗。早在1935年,Stein和Leventhal就发现肥胖是这种疾病常见的症状之一,但长期以来,减肥并不是患有这种疾病的肥胖患者的常规治疗方法。近年来,许多研究表明,减肥可以鼓励多囊卵巢综合征患者恢复排卵。一项为期15年的前瞻性研究发现,减肥可以在10年内降低糖尿病的发病率,在8年内降低高血压的发病率;研究表明,限制能量的摄取是减肥和提高生育能力的最佳方式。有时,即使没有减肥,生殖功能也有所改善,这可能与能量水平下降有关。最早对低热量饮食的分析显示,20名肥胖者(14名多囊卵巢综合征患者,6名高雄激素血症-胰岛素抵抗-黑棘皮综合征患者)接受了8个月的低热量饮食,均降低了胰岛素和雄激素水平。随后的研究也对这一现象进行了证实。

(2)月经周期控制治疗:由于多囊卵巢综合征患者长期无排卵,子宫内膜持续受到雌激素的影响,而缺乏孕激素拮抗作用,其发生子宫内膜增生性病变,甚至子宫内膜癌的概率明显增高。含有低雌孕激素的孕激素或持久性口服避孕药(OCP)可以有效控制月经周期,保护子宫内膜,预防子宫内膜增生性病变。经常使用孕激素和临时使用 OCP 可以阻止培养基中 LH 的分泌,因此切断口服避孕药可能有利于恢复正常排卵。因此,对于无排卵性多囊卵巢综合征患者,应常规使用孕激素或口服避孕药治疗,以保护子宫内膜和控制月经,防止子宫出血和子宫内膜增生性病变,促进自发排卵功能的恢复。

1)单孕激素用药方法:适合于月经频发、月经稀发或闭经的患者,可采用孕激素后半周期疗法控制月经周期。

用药方法:醋酸甲羟孕酮 10 mg/d,每次服药 8 ~ 10 天,总量 80 ~ 100 mg/周期;地屈孕酮 10 ~ 20 mg/d,每次服药 8 ~ 10 天,总量 100 ~ 200 mg/周期;微粒孕酮 200 mg/d,每次服药 8 ~ 10 天,总量 1 600 ~ 2 000 mg/周期。

用药时间和剂量的选择根据患者失调的月经情况而定,月经频发的患者一般在下次月经前 3 ~ 5 天用药;月经稀发、闭经的患者应至少 60 天用药一次。

2)口服避孕药疗法:雌孕激素联合的口服避孕药(OCP),如妈富隆(炔雌醇 30 μg+去氧孕烯 150 μg)、达英-35(炔雌醇 35 μg+环丙孕酮 2 mg)、优思明(炔雌醇 30 μg+屈螺酮 3 mg)等。适用于单孕激素控制周期撤药出血较多者,月经不规则者及功能失调性子宫出血(功血)需先用 OCP 止血者。

用药方法:调整周期用药方法。在采用孕激素撤药月经第 5 天起服用,每天 1 片,共服 21 天;撤药月经的第 5 天重复使用,共 3 ~ 6 个周期为 1 个疗程。

注意事项:OCP 不会增加 PCOS 患代谢性疾病的风险,但有导致糖耐量受损的多囊卵巢综合征患者的糖耐量下降的可能。因此,对于患有胰岛素抵抗或葡萄糖耐受性贫血的多囊卵巢综合征患者,应谨慎使用 OCP;必要时,应与高度敏感的胰岛素联合使用。有口服避孕药禁忌证者禁用。

(3)降雄激素疗法:适用于有中重度痤疮、多毛及油脂皮肤等严重高雄激素体征需治疗的患者及循环中雄激素水平过高者。目前 PCOS 患者常用的降雄药物主要为 OCP、胰岛素增敏剂、螺内酯及氟他胺。

1)OCP:除了调节 PCOS 患者的月经周期和保护子宫内膜外,它还可以通过阻止垂体 LH 的合成和分泌来减少卵巢雄激素的形成。其中所含的雌激素成分(乙炔雌二醇)可促进肝脏中 SH-BG 的合成,从而降低雄激素的循环活性。OCP 中含有的一些孕激素成分,如含有环丙酮的 Diane-35 和含有屈螺酮的优思明,不仅能减少卵巢雄激素的产生,还能抑制肾上腺雄激素的产生和抑制雄激素的作用,从而有效改善高雄激素血症的特征。另外,OCP还通过抑制 LH 和雄激素水平缩小卵巢体积。

用药方法:从月经期间停药的第 5 天开始,每天服用一片,共 21 天。用药 3～6 个月后,50%～90% 的患者的痤疮可以减少 30%～60%,尤其是深度痤疮。用药 6～9 个月后,可以改善多毛症。

2)胰岛素增敏剂——二甲双胍:胰岛素敏感性高可降低胰岛素水平,从而降低 LH,减少卵巢和肾上腺肿瘤雄激素的合成,并降低高胰岛素对肝脏 SHBG 合成的抑制作用。因此,它们可以降低雄激素浓度和活性,但它们减少雄激素的作用不如 OCP 那么快。

用药方法:见下述降胰岛素疗法。

3)螺内酯及氟他胺:螺内酯通过抑制 17-羟化酶和 17-20 裂解酶(雄激素合成所需的酶)来减少雄激素的合成和分泌;在外周与雄激素竞争受体,并能抑制 5α-还原酶而阻断雄激素作用。单独使用螺内酯可使 50% 的 PCOS 患者多毛症状减少 40%,亦可增加胰岛素敏感性。氟他胺则由于其抑制外周 5α-还原酶而具抗雄激素作用。

用药方法:螺内酯 100 mg/d,应用 6 个月可抑制毛发生长。氟他胺 250 mg,每日 2 次,连续使用 6～12 个月。

不良反应及用药监测:螺内酯是排钠保钾利尿药,易造成高血钾,使用时应定期监测电解质。螺内酯和氟他胺这两种药物均有致畸作用,因此应用时一般与 OCP 联合应用或用药期间避孕。另外,由于氟他胺有肝脏毒性,已较少使用。

(4)胰岛素抵抗的治疗:胰岛素抵抗患者接受胰岛素敏感性治疗。它可以降低胰岛素,从而降低循环中的雄激素水平,有利于排卵功能的形成和恢复,可以预防 2 型糖尿病等代谢综合征的发生。二甲双胍常用于多囊卵巢综合征患者,对二甲双胍治疗不满意或已发生糖耐量损害、糖尿病者可加用噻唑烷二酮类药物(TZD)。

1)二甲双胍:可改善胰岛素抵抗型多囊卵巢综合征患者的排卵功能,恢复月经功能和规律。一项对照双盲临床试验证实,胰岛素抵抗是二甲双胍治疗后排卵功能恢复的准确指标。此外,二甲双胍可以提高非多囊卵巢综合征肥胖患者和多囊卵巢综合征患者的排卵率(A 级证据)和妊娠率(B 级证据)。妊娠早期使用二甲双胍对胎儿没有致畸作用(A 级证据)。

用法:850~1 500 mg/d,胰岛素抵抗改善后逐步减至维持量 850 mg/d。

不良反应及用药监测:胃肠道反应最常见,餐中服用可减轻症状。乳酸性酸中毒为罕见的严重不良反应;用药期间每 3 个月监测肝肾功。

2)噻唑烷二酮类药物(TZD):TZD 是 PPARγ 受体激动剂,可以增强外周靶细胞(肝细胞、骨骼肌细胞、脂肪细胞)对胰岛素的敏感性,并增强高胰岛素血症。罗格列酮是常用的 TZD,但其改善月经的作用弱于二甲双胍,而其提高胰岛素敏感性的作用与二甲双胍相同。对于不能抵抗二甲双胍的患者,可以考虑使用罗格列酮。然而,由于其高毒性和胚胎毒性,在使用过程中应密切监测肝功能并注意避孕。

2. 并发症治疗

(1)子宫内膜增生病变的治疗:子宫内膜增生病变的 PCOS 患者应选用孕激素转化子宫内膜。对于已发生子宫内膜癌的患者应考虑手术治疗。

(2)代谢综合征的治疗:对于已出现高血压、高脂血症、糖尿病的患者,建议同时内科就诊。

3. 促孕治疗

由于多囊卵巢综合征患者的胰岛素抵抗,妊娠糖尿病或糖尿病、妊娠高血压、先兆子痫、早产和孕晚期胎儿死亡率并发症风险增加,仍需引起重视。

(1)一线促排卵药物——氯米芬:氯米芬为 PCOS 的一线促排卵治疗药物,价格低廉,口服途径给药,不良反应相对小,用药监测要求不高。其机制是与雌激素竞争受体,阻断雌激素的负反馈作用,从而促进垂体 FSH 的释放。该药排卵率为 75%~80%,周期妊娠率约 22%,6 个周期累积活产率达 50%~60%。肥胖、高雄激素血症、胰岛素抵抗是发生氯米芬抵抗的高危因素。

用药方法及剂量:自然月经或药物撤退出血的第 5 天开始,初始口服剂量为 50 mg/d,共 5 天;若此剂量无效则于下一周期加量,每次增加 50 mg/d;最高剂量可用至 150 mg/d,共 5 天,仍无排卵者为氯米芬抵抗。氯米芬抵抗的 PCOS 患者,可采用二甲双胍联合氯米芬治疗;对二甲双胍加克罗米芬的 7 项临床试验的分析表明,二甲双胍联合氯米芬的排卵率较单用氯米芬增加 4.41 倍(B 级证据)。如果氯米芬在子宫和宫颈管部位有明显的抗雌激素样作用,则可采用芳香化酶抑制剂——来曲唑来进行促排卵治疗。来曲唑治疗的排卵率可达 60%~70%,妊娠率达 20%~27%;目前的观察性研究未见来曲唑对胚胎有不良作用,但仍需大样本研究来进一步证实来曲唑对胚胎的安全性。

治疗期限：采用氯米芬治疗一般不超过 6 个周期。氯米芬治疗无效时，可考虑二线促排卵治疗，包括促性腺激素治疗或腹腔镜下卵巢打孔术。

（2）促性腺激素：促性腺激素促排卵疗法用于对氯米芬有耐药性的患者，并被指定为多囊卵巢综合征促排卵的二线治疗方法。促性腺激素促排卵可分为低剂量递增和高剂量递减。初步研究表明，上述两种方法的成功率均较高，但现在大量案例研究表明，低剂量递增方案更安全。低剂量递增可促进单卵泡生长，排卵率达到 70%，妊娠率达到 20%，活产率达到 5.7%，而多胎的妊娠率低于 6%，OHSS 的发生率低于 1%。

（3）卵巢手术：早在 1935 年，Stein 和 Leventhal 就首次报道了在无排卵性多囊卵巢综合征妇女中使用卵巢血运重建术。排卵期和妊娠期后的手术治疗分别为 80% 和 50%。然而，许多随后的报道表明，盆腔粘连和卵巢功能衰竭可能会发生在手术后，导致多囊卵巢综合征排卵诱导的开放性卵巢手术已经被停止。在微创腹腔镜手术的基础上，应用腹腔镜卵巢打孔手术（LOD）促进排卵；多个文献的研究结果表明，两侧卵巢都进行穿孔，成功率为 30～40 W，持续 5 秒，共 4～5 个孔，可以实现满意的排卵率和高妊娠率。此外，许多研究数据表明，LOD 在改善胰岛素水平和胰岛素敏感性方面并不有效，因此卵巢手术不适合患有原发性胰岛素抵抗的多囊卵巢综合征患者。

第三章 妊娠病理

第一节 流 产

当胎儿体重在妊娠的28周前因不超过1 000 g而中断妊娠时,就会发生流产。妊娠12周前终止妊娠的称为早期流产,而妊娠12~28周以内终止妊娠的则称为晚期流产。早期流产的发生率很高。流产不仅会影响妇女的身体健康、工作和生活,还可能会因出血或严重疾病威胁孕妇的生命。流产分为自然流产和人工流产,本节所阐述的部分仅限于自然流产。自然流产的发生率约占所有妊娠的15%,其中大多数是早期流产。

一、病因和发病机制

流产有几个原因,主要包括以下几个方面。

(1)遗传因素:遗传基因缺陷,如染色体结构异常、染色体数目异常等。

(2)外界因素:孕妇接触一些有害的化学物质(如镉、铅、有机汞、DDT等)和物理因素(如放射性物质、噪声及高温等)可直接或间接对胚胎或胎儿造成损害而导致流产。

(3)母体因素:孕妇合并全身性疾病、内分泌疾病、生殖器官疾病,妊娠早期腹部手术、妊娠中期外伤、过量吸烟、酗酒、饮咖啡等均可导致流产。

(4)免疫功能异常:母体妊娠后由于母儿双方免疫不适应可导致母体排斥胎儿而发生流产;母体内有抗精子抗体也可导致早期流产。

二、病理

怀孕8周前的早期流产通常发生胚胎或胎儿首先死亡,然后蜕膜根出血,导致胚胎的绒毛从蜕膜层中脱落。胚胎组织作为刺激子宫的异物被排出。此时,胎盘绒毛不成熟且不稳定,与子宫蜕膜相连,妊娠产物可以完全耗尽,而且不会有太多的血液。在妊娠8～12周时,胎盘绒毛生长良好,并与基底蜕膜相连,妊娠产物很难剥离和完全消除,有些残留在宫腔内,影响宫缩,血容量增加。怀孕12周后,胎盘完全形成,流产过程类似于分娩,发生产前疼痛,胎儿和胎盘被排出。

三、临床类型

（1）先兆流产:指妊娠28周前,先出现少量阴道出血,量比月经量少,初为鲜红色、粉红色,渐为深褐色;早孕反应仍存在,有时伴有轻微下腹痛、腹坠。妇科检查:宫颈口未打开,子宫大小与妊娠月份相匹配。尿妊娠试验阳性。如胚胎正常,病因去除后,出血停止,腹痛消失,妊娠可以继续。

（2）难免流产:前身是先兆流产,流产是不可避免的。症状包括阴道出血增加,由宫缩引起下腹疼痛加剧,或有阴道流血。妇科检查显示,宫颈口已经打开,有时可以看到胚胎组织或胎儿囊堵塞宫颈椎间盘;子宫与停经后月份相匹配或略小。

（3）不完全流产:由于无法流产,一些妊娠产物已经从子宫中排出,而另一些仍留在子宫中。妊娠产物会影响宫缩而导致腹痛,可能会出现阴道出血,严重时还会出现休克。在检查过程中,可以看到宫颈口扩张,血液自宫颈口流出。偶尔可以看到宫颈开口被妊娠物堵塞,或者一些妊娠物被排至阴道,而一些残留仍在宫颈腔内。子宫通常比停经的月份要小。

（4）完全流产:妊娠残留物完全从子宫排出,阴道出血逐渐停止,腹痛减弱直至消失。在检查过程中,发现宫颈开口是闭合的,子宫的大小几乎相同。

（5）稽留流产:以前称为过期流产。指那些胚胎或胎儿死亡后稽留于子宫内,尚未自然排出。至于稽留期的长短,一些人认为,如果胚胎在停止生长后长达2个月没有被排出,就可称为稽留流产。孕妇在怀孕早期经常会流产,流产后子宫停止生长并逐渐萎缩,而且没有怀孕时柔软。妊娠测试由阳性变为阴性,胎盘组织与子宫壁紧密贴附,难以分离。另一方面,由于性激素不足,子宫收缩降低,难以排出和离开子宫腔。胚胎死亡后,胎盘溶解,产生溶血酶,进入母体的血液循环,导致微血管凝固,并摄入大量凝血因子,故稽留的时间越长,导致凝血障碍的可能就越大。

（6）习惯性流产:连续 3 次或 3 次以上的流产被称为习惯性流产,流产通常发生在同一个月,流产过程可能经过前述的临床分类。习惯性流产在早期发现的人,多见于胚胎染色体异常,黄体功能不足,免疫因素异常或甲状腺功能减退;发生于晚期者,常见原因为子宫发育异常、子宫肌瘤或宫颈内口松弛等。

四、临床表现

通常表现为绝经后阴道出血和腹痛。妊娠 12 周前流产,胚胎坏死,绒毛和蜕膜脱落,开放血窦,阴道出血,胚胎脱落,血液刺激子宫收缩,排出胚胎,并产生阵发性下腹疼痛。胚胎完全释放后,子宫收缩,血窦关闭,出血停止。因此,早期流产的整个过程都与阴道出血有关,阴道出血后经常出现腹痛;晚期流产的临床过程类似于早产和足月产,包括阵发性宫缩、胎儿和胎盘排出,并伴有阴道出血。在晚期流产期间,胎盘正好作用于子宫壁。如果胎盘粘连仅部分剥离,组织容易出现子宫收缩、血窦开放,并可能导致大出血、休克甚至死亡。长期的胎盘残留会产生胎盘息肉,导致出血、贫血和继发感染的复发。

五、实验室及其他检查

（1）妊娠试验:测定尿 HCG 定性,多采用酶联免疫法测定;为了进一步了解流产的预后,可以进行 HCG 的定量测定,多选用放射免疫法。

（2）B 型超声成像:目前应用广泛,在鉴别诊断中对判断流产类型具有实用价值。妊娠流产可以根据腹部、胎儿心脏和胎儿身体是否有妊娠囊来决定胎儿或胚胎是否存活,这可能有助于选择适当的治疗方法。不完全流产、稽留流产等可以通过 B 超检查来确定。

（3）其他激素的测定:通常是人类胎盘催乳素（HPL）、雌二醇（E_2）和孕二醇的测定,这有助于确定妊娠是否可以继续或需要终止。

（4）病理检查:排出物的病理组织切片检查有助于鉴别是否为妊娠产物,确定诊断。

（5）病原体检查:近年来发现流产与早期宫内感染关系较为密切,宫腔拭子的细菌培养结果有助于确定感染病菌,有利于治疗。对反复流产且原因不明者,应常规行病原体检查。

(6)免疫学检查:对原因不明反复流产的夫妇双方须进行 ABO 血型及 Rh 血型测定,必要时可做 HLA 位点抗原检查。

六、诊断标准

(1)先兆流产:生育年龄妇女妊娠后(28 周以前)阴道少量出血,下腹轻微疼痛;子宫大小与孕周相符;尿妊娠试验阳性;B 超显示胎动、胎心。

(2)难免流产:妊娠后,阴道出血超过月经量,下腹痛加剧;子宫与孕周相符或稍小,子宫颈口已开大;尿妊娠试验阳性或阴性。

(3)不全流产:阴道少量持续或大量出血,下腹痛减轻,有部分组织排出;子宫较孕周为小,子宫颈口扩张或有组织堵塞;妊娠试验阳性和阴性。

(4)完全流产:阴道出血少或无,腹痛消失,组织全排出;子宫稍大或正常,子宫颈口闭;妊娠试验阴性。

(5)稽留流产:有类似先兆流产史,胚胎已死 2 个月以上未排出;子宫小于孕周,宫颈口未扩张;妊娠试验阴性;B 超无胎心胎动。

(6)习惯性流产:有连续 3 次或 3 次以上自然流产史。

(7)流产感染:流产与感染同时存在,即流产伴急性盆腔炎表现。

七、鉴别诊断

(一)各种类型流产的鉴别诊断

各种类型流产的鉴别诊断见表3-1。

表 3-1　各种类型流产的鉴别诊断

流产类型	病史			妇科检查	
	出血量	下腹痛	有无组织物排出	子宫大小	子宫颈口
先兆流产	少	轻或无	无	与孕周相符	未扩张
难免流产	增多	加剧	无	与孕周相符或小于孕周	扩张
不完全流产	少量持续或多量,甚至休克	减轻	部分排出	小于孕周	扩张,有组织物阻塞,有时关闭
完全流产	少或无	消失	全部排出	接近正常	关闭

续表 3-1

流产类型	病史			妇科检查	
	出血量	下腹痛	有无组织物排出	子宫大小	子宫颈口
稽留流产	少,常反复出血或无	轻或无	无	小于孕周	关闭

(二)异位妊娠

腹痛多剧烈,而阴道流血量少,如有内失血则贫血或休克与阴道流血量不成正比。阴道出血常是点滴状,呈深褐色,偶然流血量增多或伴有子宫蜕膜管型,被误为流产。若将蜕膜管型置于水中漂浮时,见不到绒毛组织。不典型的复杂病例,还应借助 B 型超声、诊断性刮宫等排除宫内流产。

(三)葡萄胎

停经后阴道反复流血呈暗红色,有时在流出的血中查见水泡样物,早孕反应较重,贫血、水肿及妊娠高血压综合征出现较早,子宫常大于停经月份,血或尿 HCG 水平较高,借助 B 型超声可排除流产。

(四)子宫肌瘤

子宫增大而硬是子宫肌瘤的特点,有时子宫凸凹不平,或月经量增多经期延长,尿妊娠试验阴性,诊断性刮宫未见绒毛,B 型超声即可诊断。

(五)功能性子宫出血

发生于生育年龄的功能性子宫出血,多为黄体功能不全,无明显停经史,经期延长,阴道流血时多时少,可淋漓不断,多无腹痛,无早孕反应,妊娠试验阴性。妇科检查一般无异常发现,子宫内膜病理检查无蜕膜样改变。易与流产相鉴别。

八、治疗

确诊流产后,应根据不同类型的流产进行适当的治疗。

(一)先兆流产

应卧床休息,禁止性生活,减少刺激,如黄体功能不足则每日肌内注射孕酮 20 mg。采取措施缓解子宫收缩、止血、保胎使妊娠继续。如经 2 周治疗症状未见改善或辅助诊断提示胚胎死亡,需考虑终止妊娠。

(二)难免流产

一旦确诊,早期流产应及时吸宫或刮宫。发生于 12 周之前出血不多者,可给催产素 10 IU 肌内注射,随即行吸宫术;出血多者,可将催产素 10 IU 加到 5% 葡萄糖注射液 500 mL 中静脉滴注,同时行吸宫术。若发生在 12 周之后,可每半小时肌内注射催产素 5 IU,共 4 次,引起规律宫缩后,胎儿及胎盘常可自行排出。如排出不全,须再行宫腔清理,否则仍会发生阴道出血。术后用抗生素预防感染。

(三)不全流产

肌内注射催产素并立即清理宫腔内容物以使子宫收缩,从而减少出血。该类患者常有反复的或大量的阴道出血,若进入休克状态,应视具体情况进行抗休克处理,补液、输血并给宫缩剂及抗生素,同时清除宫内残存组织。

(四)完全流产

胚胎组织排出后,出血停止,腹痛消失。建议患者休息,集中精力消除疾病,无须特殊治疗。但必须正确判断胚胎组织是否被完全排出。如果排查后在病变组织中发现完整的胎儿囊、蜕膜或胎盘,结合症状和检查,必要时经 B 超检查证实,可诊断为完全流产;如果不能确定,应将其视为不完全流产,并采取其他治疗措施,如刮宫。

(五)稽留流产

在处理上有不同的意见,甚至有相互矛盾的意见。一些人认为没有必要干预,应该使其自然排出。但有些人认为,手术应该在确诊后立即进行。目前治疗中最常用的方法是:如果在怀孕 3 个月内发现胎儿死亡,可以立即清除功能宫腔;如果妊娠期超过 3 个月,首先使用雌激素,然后使用催产素进行引产,如果失败,将考虑进行手术。胚胎死亡时间越久,由于组织机化的原因,刮宫就越难进行。近年来,有报道称,怀孕 16 周以上的稽留流产会导致凝血障碍和严重出血。因此,建议在诊断后积极处理。初步给予雌激素,如炔雌醇 1 mg,每天两次,持续 3~5 天,以增加子宫对缩宫素的敏感性。手术前应进行初步血液检查、出凝血时间、纤维蛋白原测试(如果条件许可)和输血准备等。在 3 个月内可以刮宫,术中肌内注射缩宫素,如果胎盘机化且与子宫壁致密粘连,术中应谨防子宫穿孔,如一次不能刮净,可待 5~7 天后二次刮宫。对于月份较大的胎儿,应首先进行 B 超诊断,以确定死亡胎儿的大小,以及是否存在羊水。如果有羊水,可以做羊水穿刺,然后在羊膜腔内注射 80～100 mg 的依沙吖啶引产,或者使用催产素引产,促使胎儿及胎盘排出。

（六）习惯性流产

1.病因治疗

应针对不同病因采取恰当的治疗方法。

（1）遗传因素:如果流产是由胚胎中的染色体异常引起的,则表明流产与精子的质量有关。如果男性伴侣的精子存在畸形率过高的情况,建议到泌尿外科寻求治疗。如果患者长时间无法康复,建议进行人工授精。高龄孕妇胚胎的染色体异常通常是三体性的,若多次治疗失败可进行体外授精-胚胎移植术。有遗传或染色体异常的夫妇可以选择植入前、供体受精或在某些条件下进行体外受精-胚胎移植术。

（2）母体生殖功能异常的结构:对于子宫纵隔患者,纵隔切除术是可行的。子宫黏膜下纤维瘤可以在宫腔镜下切除,而壁内纤维瘤可以从腹部纤维瘤中切除。子宫粘连可以在宫腔镜下分离,术后 3 个月放置宫内节育器。

（3）宫颈功能不全:施行宫颈环扎术。

2.药物治疗

（1）黄体酮:黄体功能不全者可给本品治疗。方法:20 mg,肌内注射,每日 1 次。用至胎盘形成。

（2）维生素 E:有类似黄体酮作用,有利于胚胎发育。方法:100 mg,口服,每日 3 次。

（3）叶酸:5～10 mg,口服,每日 3 次。有利于胚胎发育。

（4）镇静剂:对情绪不稳定多次流产恐惧者,适当应用镇静药物,鲁米那 0.03 g,每日 3 次,口服;或者安定 2.5 mg,每日 3 次,口服。以利保胎。

（5）舒喘灵:对于孕晚期习惯性流产,不伴有心脏病、甲亢、糖尿病者,可用本品 2.4～72 mg,每日 3～4 次口服。

（6）硫酸镁:它可以放松子宫肌肉,减轻子宫张力,改善子宫胎盘循环,有助于保护胎儿。方法:25% 硫酸镁注射液 40～60 mL 加 5% 葡萄糖注射液 500 mL 稀释后缓慢静脉滴注(8～10 小时)。

◢◢ 第二节　异位妊娠

受精卵在子宫腔外称为异位妊娠,也就是通常所说的宫外孕。根据受精卵所在的位置不同,异位妊娠可分为输卵管妊娠、宫颈妊娠、卵巢妊娠、腹腔妊娠、阔韧带妊娠等。其中,输卵管妊娠最为常见,占90%~95%。异位妊娠是最常见的妇科急腹疾病之一,发病率约为1%,且呈逐年上升趋势。由于其发病率高、孕产妇死亡风险高,已被视为妊娠早期的高危因素。

一、病因和发病机制

(一)慢性输卵管炎

慢性输卵管炎为输卵管妊娠最常见的病因,淋菌、沙眼衣原体感染常引起输卵管内膜炎,可造成输卵管黏膜粘连,轻者可使宫腔狭窄,黏膜破坏,纤毛缺损,严重者完全堵塞。足月产和流产后感染引起的输卵管周围炎,使输卵管粘连、扭曲,宫腔狭窄、运动变弱。这两种情况都会导致受精卵的运动受阻。

(二)输卵管发育或功能异常

输卵管异常,发育不良,如肌层发育不良、过长、弯曲、憩室、伞外、无黏膜纤毛等,都是发生输卵管内妊娠的原因。输卵管管壁肌肉无力或痉挛也可影响受精卵的运行而成为发病的原因。

(三)输卵管手术后

如输卵管吻合术、造口术、粘连分离等手术都会影响受精卵的功能,因为手术只能部分恢复输卵管的通畅。绝育后,输卵管妊娠可能由于结扎部位的部分连通或瘘管形成而发生。

(四)盆腔子宫内膜异位症

子宫内膜异位症引起的输卵管妊娠,主要由于机械因素所致。而异位在盆腔的子宫内膜,对孕卵有趋化作用,促使其在宫腔外着床。

(五)孕卵外游

移行时间过长,不能适时到达宫腔;或发育时日较长,孕卵已长大而无法通过相对狭窄的输卵管腔。

二、病理

(一)输卵管妊娠的病理改变与结局

输卵管管壁很薄,肌层发育不良,妊娠时不能形成完整的蜕膜层,抵挡不住滋养层的侵蚀。受精卵种植时,绒毛溶解周围结缔组织和肌层、引起局部出血,血液进入绒毛间,使绒毛剥离,受精卵死亡,致流产、输卵管妊娠破裂或继发性腹腔妊娠。

1.输卵管妊娠流产

多见于输卵管壶腹部妊娠。常于妊娠 8～12 周发病。由于输卵管壁形成的蜕膜不完全,囊胚的形成往往无法突向管腔,最终从包膜中破裂并与管壁分离,导致出血。如果整个囊胚脱落并落入管腔,通过伞状末端的输卵管逆行蠕动插入腹腔,则会导致完全流产,通常不会再出血;如果囊胚没有被完全切除,妊娠产物被部分清除,则被认为是不完全流产。滋养层继续侵蚀输卵管壁,导致反复出血,并在输卵管内形成血肿或在输卵管周围形成血肿。

2.输卵管妊娠破裂

常见于输卵管峡部妊娠,通常发生在怀孕 6 周左右。当囊胚生长时,绒毛侵蚀管壁的肌肉层和浆膜,最终进入浆膜,导致妊娠功能障碍。由于输卵管动脉层血管丰富,输卵管破裂出血比输卵管妊娠流产出血更严重。在短期内,可能会出现大量血液,导致患者休克。如果发生输血,可能会产生盆腔和腹部血肿。

3.继发性腹腔妊娠

如果输卵管妊娠发生流产或破裂,胚胎会随着血液释放到腹腔内或静脉中,通常会死亡。有时,存活胚胎的组织可以从初次或替代植入物中获得营养,并继续发展成为继发性腹腔妊娠。

(二)子宫的变化

妊娠内分泌使子宫稍大变软,子宫内膜仍呈蜕膜反应,腺上皮低矮,染色淡、分泌旺盛,腺体增生呈锯齿状,间质细胞呈大多角形,紧密相连,未见滋养细胞。当胚胎死亡后,有 50% 的病例可经阴道排出三角形蜕膜管型,而其余部分是分散的,在排出的组织中未发现绒毛。

三、临床表现

详细询问月经史、腹痛经过,了解有无不孕、生殖器官炎症与治疗史,阑尾炎或下腹部手术(尤其宫外孕)史,分娩、产褥经过、人工流产、输卵管绝育或宫内节育器情况,子宫内膜异位症,性传播疾病接触史等。有节育措施或未婚者,重在临床表现和对本病的警惕。

输卵管妊娠的临床特征与受精卵的着床部位、流产或破裂情况、出血时间、出血量的多少有关。

（一）症状

1. 停经

输卵管壶腹和峡部的妊娠通常会停止 6～8 周,而间质妊娠的闭经持续时间更长。20%～30% 的患者没有停经史,即使没有停经史也无法完全排除输卵管妊娠。

2. 阴道出血

通常是不规则出血,出血量小,呈滴漏状,呈红色或深棕色。一些患者有明显的阴道出血,血量类似于月经,并伴有蜕膜碎片或管型排出。少数患者出现阴道大量出血。阴道出血表明胚胎已经受损或死亡,只有在病变被去除后才会停止出血。

3. 腹痛

95% 以上的输卵管妊娠患者有腹痛。当输卵管在怀孕期间没有破裂时,腹部胚胎的增大会导致输卵管扩张,导致痉挛和输卵管蠕动逆转。下腹胀可能会感觉迟钝或肿胀。当输卵管破裂时,患者突然出现下腹部的剧烈疼痛,这种疼痛是持续的或阵发性的。直肠和子宫的血液供应增加,导致直肠和肛门扩张增加;当出血过多时,会引起胃部不适、恶心和呕吐;血液刺激横膈膜,从而引起肩胛骨的辐射性疼痛。

4. 晕厥和休克

由于大出血和腹胀疼痛,可发生晕厥和休克,导致皮肤苍白、四肢冰冷、脉搏快而弱,并降低血压。休克的程度取决于体内血液的量和速度,而不等于阴道血液的量。

（二）体征

1. 一般情况

与失血量有关，失血多者呈贫血貌，大量出血者可出现血压下降、皮肤苍白、脉搏细，以及经常出现的休克症状，体温通常维持正常。如果出血在腹中形成肿块，在吸收过程中体温可能会升高，但不会超过38℃。

2. 腹部检查

有较轻的腹肌紧张，若内出血多，则腹部膨隆，当盆腔积血≥500 mL时，可听到移动性浊音。下腹部有明显压痛反跳痛，尤以患侧为剧。若有反复出血积聚，形成血块，可触及下腹部包块。

3. 盆腔检查

宫颈口见少量暗红血流出，宫颈着色，呈紫蓝色，子宫稍大较软，但小于停经月数。无内出血时，仔细检查子宫体一侧可触及增粗的输卵管及压痛。若有内出血时，则后穹隆饱满触痛，并出现宫颈剧痛，子宫有漂浮感，于患侧附件区偏子宫后方或在子宫直肠窝方向，可触及一不规则的边界不清、触痛明显的包块。若发病时间长，输卵管出血形成包裹，子宫一侧的包块为边界不清、不活动的、有触痛的包块。

四、实验室及其他检查

1. B超诊断

B超是诊断输卵管妊娠的重要方法。妊娠常规超声图像为：①无胎囊，子宫内膜厚度大。②在子宫一侧可以看到异常边界和异常回声的包块，有时孕囊、胚胎和心率波动明显，可以诊断输卵管妊娠。③直肠和子宫的凹陷区域有液体积聚。文献报道的超声准确率为77%~92%。

2. 妊娠试验

检测β-HCG是早期诊断异位妊娠的有效方法。当胚胎存活或滋养层细胞仍存活时，β-HCG阳性，但异位妊娠通常低于宫内妊娠，血β-HCG的倍增在48小时内亦不足66%。β-HCG阴性也不能完全排除异位妊娠。当妊娠β-HCG呈阳性时，无法确定妊娠是在子宫内还是在子宫外。疑难病例可用比较敏感的放射免疫法连续测定。

3. 阴道后穹隆穿刺术

简单可靠，适用于疑似腹部出血的患者。如果血液呈暗红色不凝结，则表明腹腔积血。在正常的异位妊娠期间,能提取出小的凝块或血块。若抽出的血较红,放置10分钟后即凝固,应考虑针头刺入静脉的可能。在没有内出血或小量内出血、高位血肿或直肠子宫凹粘连的情况下,血液会无法抽出。因此,穿刺阴性也存在输卵管妊娠的可能。

4.子宫内膜病理检查

临床价值低,只能用于上阴道出血的患者,目的是排除流产。如果在残余物中发现绒毛,可以进行产前检查,只发现蜕膜,没有发现绒毛,有助于诊断异位妊娠。

5.腹腔镜检查

对于不典型的病例,尤其是早期未破裂的病例,应用腹腔镜检查价值大,可与不明原因的急腹症疾病进行鉴别。观察异位妊娠区与邻近器官的关系及粘连情况,协助诊断,并可经腹腔镜切除未破裂的输卵管妊娠。

输卵管妊娠腹腔镜所见:早期输卵管妊娠可见输卵管节段性增粗;输卵管流产者可见输卵管、血块或胚囊粘连在一起;输卵管破裂者可见裂口;间质部妊娠者可见子宫角部膨大;若有出血,可见后陷凹有积血,不易观察,视野清晰,同时将腹腔内积血和血凝块吸净,便于观察。对于陈旧性异位妊娠或因腹膜炎、盆腔炎粘连者,则应分离粘连,暴露视野,多数可明确诊断。由于内出血过多时影响操作与观察,同时休克条件下行腹腔镜手术易致心血管并发症等原因,腹腔内出血多及休克患者禁忌行腹腔镜检查。

五、诊断

流产或输卵管妊娠破裂后,会有比较典型的临床症状。可以根据停经期、阴道出血、腹痛和休克等症状进行诊断。如果临床症状不明显,应密切观察病理变化,检查是否腹痛、骨盆质量是否增加、血压和血红蛋白是否下降,从而进行诊断。诊断标准如下。

(1)多有急腹痛、短期停经后少量持续性阴道出血史,常伴肛门坠痛及便意,少数有蜕膜管型排出。

(2)腹部有压痛、反跳痛明显,腹软肌不紧张。内出血多时叩诊有移动性浊音,可并发休克。

(3)后穹隆穿刺抽出不凝血,镜下有陈旧红细胞。

(4)尿妊娠试验可能阳性,血β-HCG放免测定和单克隆抗体妊娠试验多呈阳性。

（5）需要或可能时做 B 超及腹腔镜检查。

六、鉴别诊断

输卵管妊娠应与宫内妊娠、流产、急性阑尾炎、黄体破裂、卵巢囊肿蒂扭转鉴别。

七、治疗

处理原则是对出血量多,特别是伴有休克的患者,应在补充血容量的同时迅速手术。对于无出血或出血量少者可保守治疗。

(一)手术治疗

可以选择切除输卵管(根治性手术)或保留输卵管。手术治疗可以采用经腹手术或腹腔镜手术,后者的优点是手术时间短、创伤小,患者恢复快,但不适用于大量内出血的休克患者。

手术指征:①有腹内出血迹象或生命体征不稳者。②无法确诊者。③异位妊娠持续发展者,如附件区包块增大或血 β-HCG 水平升高者。④随访不可靠者。⑤保守治疗禁忌证者。

1.输卵管切除术

适用于出血量多并发休克的急症患者,尤其是无生育要求的患者,一般切除患侧输卵管。要求绝育者同时结扎对侧输卵管。对于输卵管妊娠,应在破裂前进行手术治疗,以避免出血风险。患侧的宫角和输卵管可手术切除,在严重的情况下,应该切除子宫。

2.输卵管保留手术

适用于有生育需求的年轻患者,尤其是输卵管切除或有明显病变的患者。近年来,在流产或破裂前确诊的输卵管妊娠数量有所增加,抗生素的使用也有所增加。根据患者的病变位置和情况选择手术程序。

(二)保守性药物治疗

符合下述适应证者可行保守性药物治疗。

1.适应证

①无内出血或贫血现象,生命体征平稳。②阴道 B 超显示胚泡直径为

$2 \sim 3$ cm,最大直径不超过 $3.5 \sim 4$ cm。③阴道 B 超显示盆腔内无积血或极少量积血。④血 β-HCG<2 000 mU/mL。⑤如 B 超显像可见明显的胎心搏动则为相对禁忌证。

2.药物治疗方法

(1)一般药物:以支持对症治疗药物为主,输液,必要时输血以补充血容量,维持水、电解质平衡,抗生素预防与治疗感染,在诊断明确的前提下,可适当应用镇静止痛剂,补充维生素。

(2)甲氨蝶呤(MTX):是一种叶酸拮抗剂,可抑制双氢叶酸还原酶,因而可抑制快速增殖细胞如滋养细胞、骨髓细胞等。该药对以后妊娠无不良反应,并不增加流产率或畸形率,也不增加其他肿瘤的发生率,因而广泛应用于临床。MTX 的给药方法分为全身给药及局部给药。

全身给药:可通过静脉或肌内注射给药,目前临床证明两者成功率无显著差异,且肌内注射简单方便,成为首选方法。

局部给药:浓度高,作用强;剂量小,疗程短,不良反应轻;对再次妊娠和子代无影响,治疗安全。

腹腔镜下局部注射:可在腹腔镜直视下将药液 $20 \sim 25$ mg 注入输卵管妊娠最扩张部位,使治疗与检查一次完成,损伤小,治疗效果确切。国外报道有效率达88%。

阴道或腹部 B 超引导下局部注射:在高分辨率的 B 超或彩超帮助下,可以清楚地观察孕囊和妊娠部位周围的血流情况,超声引导下将 MTX 注射到羊膜囊中可以直接杀死胚胎组织。本法成功率略小于腹腔镜下局部注射,但对于宫颈妊娠效果较好。

(3)5-氟尿嘧啶(5-Fu):500 mg 加入 5% 葡萄糖注射液中静脉滴注,1 次/天,共 10 天,治疗前后监测血 β-HCG 水平的变化。

(4)氯化钾(KCl):20% 氯化钾注射液对胚胎有毒性作用,但无抗滋养细胞活性的作用。可将 20% 氯化钾注射液 0.5 mL 直接注入孕囊内,如失败需改用手术治疗。

(5)高渗糖水:在腹腔镜下,将 50% 葡萄糖注射液 $5 \sim 20$ mL 做局部注射,直到输卵管有明显肿大或溶液从伞端溢出,成功率从 60% 提高到98%。血清 HCG 水平恢复正常的周期为 $20 \sim 30$ 日。

第三节 前置胎盘

在怀孕期间,胎盘通常附着在子宫体的侧壁、前壁或后壁上。怀孕28周后,胎盘附着在子宫下部,其下侧甚至到达或覆盖宫颈。它的位置低于胎儿先露位,被称为前置胎盘。前置胎盘在妊娠晚期会导致严重出血,危及产妇和胎儿的生命,使其成为一个严重的妊娠问题。据报道,分娩期间前置胎盘的发生率在国内为0.24%~1.57%,在全球为0.3%~0.9%。

一、病因

1. 子宫蜕膜血供不足

可能与子宫内膜病变有关,如有多次刮宫、多产、剖宫产、产褥感染等引起子宫内膜损伤或子宫内膜炎、使子宫蜕膜血管形成不全。胎盘为了摄取足够的营养而扩大面积,致使胎盘延伸到子宫下段。

2. 孕卵发育迟缓

当怀孕的卵子到达子宫腔时,由于滋养层的生长延迟,它无法着床并继续移入子宫下部,在那里生长发育并形成前置胎盘。

3. 胎盘面积过大

多见于多胎妊娠、母儿血型不合、副胎盘等,由于胎盘面积过大,伸展至子宫下段或遮盖于子宫颈内口。亦可因平滑绒毛膜不退化,形成膜状胎盘覆盖在子宫颈内口处。

二、发病机制

妊娠晚期、临产后子宫下段逐渐扩展、拉长,附着在子宫下部或宫颈下部的胎盘无法伸展,导致胎盘前部剥离附着物,使血窦破裂出血。如果剥离部位没有大量出血,可以暂时止血。随着子宫下部的持续生长,出血经常发生,血液流出量也会增加。

三、分类

根据胎盘边缘与宫颈的关系,前置胎盘可分为3种类型。

（1）完全性前置胎盘：或中心性前置胎盘，子宫颈的内口完全被胎盘组织覆盖。

（2）部分性前置胎盘：子宫颈的内部开口部分被胎盘组织覆盖。

（3）边缘前置胎盘：也称为低置胎盘，胎盘的边缘延伸到子宫下部，不延伸到子宫颈之外。胎盘边缘和宫颈开口之间的关系可以随着妊娠和手术的进展而改变。因此，当前分类是基于手术之前的最终分析来确定的。

四、临床表现

（一）症状

特点为妊娠晚期无痛性阴道流血，可伴有因出血多所致的症状。

1. 无痛性阴道流血

在妊娠晚期或即将分娩期间，前置胎盘会导致突然且不可逆地发生阴道出血。妊娠晚期子宫峡部逐渐拉长形成子宫下段，手术后的子宫道感染会导致宫颈消失，成为产道的一部分。然而，附着在子宫下段和开放的子宫颈上的胎盘无法伸展，导致其附着物破裂和移除，导致血窦破裂和出血。第一次出血的量通常不大，但也可初次即发生致命性大出血。随着子宫下段的逐渐拉长，可反复出血。完全性前置胎盘的第一次出血发生在早期，通常在妊娠 28 周左右，出血较多，频次也多；交界性前置胎盘出血的发病时间相对较晚，通常在妊娠晚期或分娩后，出血量较小；首次出血时间和部分性前置胎盘的发生率介于上述两者之间。

2. 贫血、休克

呼吸道出血会导致患者出现异常出血，其进展与阴道出血的数量和时间直接相关。有时，一次大量出血可致孕妇休克，胎儿发生窘迫甚至死亡。有时少量、持续的阴道流血也可导致严重后果。

（二）体征

1. 腹部检查

子宫轮廓清楚，大小与孕周一致，临产时有正常宫缩；先露部高浮，部分有胎位异常；有时可在耻骨联合上方听到胎盘杂音。

2. 阴道检查

仅在终止妊娠前有效。为了确诊和确定分娩方法，必须在输液、输血和手术的条件下进行。一般来说,只有阴道内窥镜检查和穹隆触诊才能确定出血来源。如果在触诊过程中发现手指和胎儿先露部位之间有组织厚度,则应考虑前置胎盘,但不应进行宫颈内诊断。若诊断已明确或流血过多不应再做阴道检查。前置胎盘禁做肛查。

五、实验室及其他检查

(一)超声检查

B超可以清楚地定位子宫壁、胎头、宫颈和胎盘的方位,胎盘定位的准确率能超过95%。可明确前置胎盘的类型,并可分辨是否合并胎盘植入等。如果妊娠中期的超声检查显示胎盘位于口腔下方,不要过早诊断为前置胎盘,因随着妊娠进展,子宫下段形成,宫体上升,胎盘将随之上移。

(二)阴道检查

仅适用于终止妊娠前分娩方式的确定。应该在有手术条件的情况下进行。如果诊断清楚或血液流出过多,则不应重复进行阴道检查。检查方式:严格消毒外阴道后,用阴道导管检查,判断有无阴道静脉曲张、宫颈息肉、癌症等。内窥镜检查后,用示指和两个中指轻轻触诊宫颈周围的阴道穹隆。如果触到胎先露,则可以排除前置胎盘。如果在手指和胎儿之间发现很厚的组织(胎盘),应怀疑是否为前置胎盘。如果宫颈有扩张并且没有出血,可轻轻地将手指伸入宫颈,检查海绵样组织(胎盘)。如果在诊断过程中出现严重出血,应立即停止,并进行剖宫产以完成分娩。

(三)产后检查胎盘及胎膜

对于分娩前出血的患者,应在分娩时仔细检查胎盘以确认诊断。前置胎盘有一个附着在深色皮肤上的旧血块。如果破口位于胎盘边缘,并且胎儿胎盘破裂到胎盘边缘的距离小于7 cm,则认为是部分前置胎盘。如果进行剖宫产,在手术中可以直接了解胎盘的位置,胎儿破裂的位置对前置胎盘的诊断没有意义。

六、诊断

(1)妊娠晚期反复出现无痛性阴道流血(中央性者可在妊娠中期发生)。
(2)腹软,无宫缩,胎体清楚,胎头高浮或胎位异常,胎心多正常。

（3）阴道检查在宫颈内口处可触及海绵样胎盘组织。此项检查必需慎用。

（4）B超见胎盘位置低置。

七、鉴别诊断

由于阴道壁静脉曲张破裂，阴道内窥镜可以检测到子宫颈癌症早期出血，如息肉、糜烂和癌症。前置胎盘通常需要区分胎盘早期破裂、帆状前置胎盘动脉破裂和胎盘边缘动脉破裂。

八、治疗

治疗的原则是止血和恢复输血。应根据阴道出血量、是否休克、妊娠周数、妊娠次数、胎儿部位、胎儿存活率及是否可以手术等因素得出结论。

（一）期待疗法

适用于怀孕34周前的孕妇或估计胎儿出生时体重低于2 000 g、阴道出血少、孕妇身体状况较好、腹中胎儿存活者。其目的是在保证孕妇安全的前提下，帮助胎儿达到或接近足月，从而提高存活率。

（二）终止妊娠

1. 终止妊娠特点

对于血压过高导致血液供应不足或休克的孕妇，无论是胎儿是否发育成熟，都应终止妊娠以确保产妇安全；孕龄36周后；胎儿成熟测试显示胎儿肺部已成熟者。

2. 剖宫产术

剖宫产可以在短时间内完成胎儿的快速分娩，可以缩短胎儿宫内缺氧的时间，增加胎儿成活机会，对母子较为完全。该术为处理前置胎盘的主要手段。对完全性或部分性前置胎盘者，如阴道流血量多，估计短时间内不能经阴道分娩，必须以剖宫产结束分娩。经历过休克的患者应给予静脉输液和输血以补充血容量，以治疗休克。

3. 阴道分娩

对于低置胎盘（边界前置胎盘），如果宫颈半开，头部过早露出，并且没有太多的血液出现，则认为可以通过阴道分娩。首先，手动打破隔膜，以使羊水流出。先露部下降压迫胎盘前置部分止血,并促进宫缩,加速分娩,必要时可静脉滴注催产素。破膜后如产程进展不顺利,仍须及时做剖宫产术。

4. 紧急情况转送时的处理

无手术条件的地方,碰到患者阴道大出血,可进行静脉输液或输血,消毒后可进行填塞,暂时压迫止血,同时转移至医院治疗,严禁做肛门或阴道检查。

(三)预防并发症

产后应及时注射宫缩剂,以防产后出血,产褥期应注意纠正贫血,预防感染。

第四节　胎盘早剥

怀孕20周后或分娩期间,正常的胎盘在分娩之前全部或只有部分从子宫壁脱落,称为胎盘早剥。这是妊娠晚期的主要问题之一。由于其发病和发展迅速,因此不当的处理可能对母亲和胎儿的生命构成威胁。

一、病因

发病机制尚不清楚,但以下情况会导致胎盘早剥的发病率增加。

1. 血管病变

凡能引起末梢血管痉挛的疾病,如妊娠高血压综合征、慢性肾炎、妊娠合并高血压等,均可因末梢血管的痉挛性收缩,使底蜕膜毛细血管缺血、缺氧、坏死及出血,从而使胎盘发生早期剥离。

2. 机械性因素

腹部受撞击震动、外倒转术不当或胎儿下降致过短的脐带牵拉胎盘,导致胎盘受伤而从子宫壁剥离。此外,羊水过多者破膜后羊水流出过快、双胎的第一个胎儿娩出迅速,都会导致宫内压下降、子宫壁收缩和胎盘破裂,从而导致胎盘早剥。

3. 子宫静脉压突然升高

当孕妇长时间处于躺着或坐着的姿势时,使子宫静脉压升高,导致蜕膜静脉淤血或破裂,使胎盘发生剥离。

二、分类

根据出血的临床表现,分为 3 种类型。

1. 显性出血(外出血)

底蜕膜出血存在于胎盘边缘,血液沿胎盘与子宫壁间的空隙,经宫颈流出体外。

2. 隐性出血(内出血)

部分胎盘剥离,但胎盘边缘仍然附着;或因胎头已固定入盆,增加通过胎盘的血流量,滞留在胎盘和子宫壁,从而导致内出血。出血严重时子宫内压力增高,血液渗入子宫肌层,可使子宫肌肉失去收缩力;若渗血深达子宫浆膜层,子宫表面呈紫蓝色,称子宫胎盘卒中,可致产后大出血。

3. 混合性出血

内出血较多,胎盘后血肿逐渐增大,胎盘剥离面也越来越广,血液逐渐将胎盘边缘与胎膜和宫壁分离。一部分血液穿过胎膜与宫壁之间,经宫颈流出体外。

三、临床表现

询问发病时间及有关影响因素,如妊娠高血压综合征、慢性肾炎、高血压、外伤等病史。

1. 腹痛

多为突发性腹部剧痛,而后持续性腹痛,患者难以忍受,严重时伴有休克。

2. 阴道流血

有痛性阴道流血,常伴有急性或进行性贫血,如阴道流血不多,而贫血严重甚至并发休克者,表示内出血严重。

3. 腹部体征

压痛,子宫增大,强直性宫缩有如板状。胎位摸不清,胎心迅速改变,由快而慢乃至消失。

四、实验室及其他检查

1. B超检查

正常的B超图像应与子宫体的后壁、前壁或侧壁紧紧贴附。如果胎盘和子宫壁之间有血肿,胎盘后方会出现低回声液体区,胎盘有一个深色厚区。如果子宫后有大血肿,可以看出胎儿面向羊膜腔,甚至会导致胎儿向子宫外弯曲。如果血液进入羊水,可以观察到回声增强和增加,这是由羊水混浊引起的。当胎盘边缘与子宫壁分离时,没有形成胎盘后部血肿,也看不到上述图像。因此,B超对胎盘早剥的诊断有一定的局限性。严重的胎盘早剥通常会导致胎儿心率和运动能力的丧失。B超检查还可排除前置胎盘。

2. 化验检查

主要了解贫血程度与凝血功能,包括全血细胞计数和凝血功能测试。Ⅱ级和Ⅲ级患者还需要检查肾功能和二氧化碳结合能力。如果诊断DIC困难,将进行筛查(血小板计数、凝血酶原时间、纤维蛋白原测定)和纤维蛋白溶解试验(凝血酶时间、真球蛋白溶解时间、血浆精蛋白辅助凝血试验)。纤维蛋白原<250 mg/L为异常,如<150 mg/L可检测最终凝血。在紧急情况下,可以进行全面的血块检查和试验:使用2～5 mL的血液,放入一个小的测量管中,倾斜测量管,如果血液在6分钟内无法凝固,或者凝血不稳定并溶解于1小时内,则表明血凝异常。如果血液在6分钟内凝固,体内纤维蛋白原含量通常高于1.5 g/L;血液凝固时间超过6分钟,血液凝固不稳定。血浆纤维蛋白原含量主要为1.0～1.5 g/L;血液超过30分钟不能凝结,其在体内的纤维蛋白原含量通常低于1.0 g/L。

五、诊断与鉴别诊断

结合病史、临床症状及体征可做出临床诊断。当轻症患者的临床特征不明显时,可以通过结合B超检查进行判断。当重症患者出现典型症状时,诊断更容易。关键是要了解这种情况的严重程度,观察是否有肝肾功能和凝血异常,并将其与妊娠晚期的出血性疾病区分开来。

(一)前置胎盘

前置胎盘通常是无痛性阴道出血,阴道出血的量与贫血的程度直接相关,可以通过B超诊断来区分。

（二）先兆子宫破裂

应与重型胎盘早剥相鉴别。可有子宫瘢痕史,常发生在产程中。由于头盆不称、梗阻性难产等使产程延长或停滞。子宫先兆破裂时,患者宫缩强烈,下腹疼痛拒按,胎心异常,可有少量阴道流血,腹部可见子宫病理缩复环,伴血尿。

六、治疗

（一）期待疗法

适用于胎儿未成熟、流血不再加重、子宫敏感性消失或减轻,且无胎儿宫内窘迫者。轻型胎盘早剥可在严密监测血压、脉搏、宫高、腹围、胎心、子宫硬度与压痛、阴道出血等变化下,卧床静息。如病情稳定,胎龄<36 周,又未自行临产者,可继续做期待疗法。并定期进行尿 E_3 和 B 超检查;如病情加重,则应尽快终止妊娠。做好输血及急救准备。

（二）纠正休克

患者入院时情况比较危重,对处于休克状态的患者应立即予以面罩吸氧、快速静脉滴注平衡液及输血,在短时间内补足血容量,使血细胞比容达0.30 或稍高,尿量至少 30 mL/h,同时应争取输新鲜血,可补充凝血因子。

（三）及时终止妊娠

胎盘早剥损伤对母亲和婴儿都是有害的,其预后与治疗时间密切相关。妊娠前胎盘早剥会继续恶化,使血液难以控制。疼痛时间越长,就越严重。因此,一旦发现严重的身体并发症,应及时终止妊娠。

剖宫产的手术指征为:①重型胎盘早剥,估计短时间内不能结束分娩。②严重的胎盘早剥,胎儿死亡及产妇健康状况持续恶化。③破膜后产程无进展者。④轻型胎盘早剥,有胎儿窘迫征象者。在剖宫产术中发现子宫胎盘卒中,子宫是否保留的问题应当以子宫壁受损的程度为标准。仅表面颜色青紫,不能作为子宫切除指征,应视胎儿及其附属物娩出后,子宫收缩情况而定。如经按摩及注射子宫收缩剂后,仍松弛不收缩,血液不凝,出血不能控制,在输新鲜血液的同时行子宫切除术。

经阴道分娩适用于病情较轻者,特别是经产妇,出血不多,宫缩仍有间歇,局部压痛轻,无板状腹,或初产妇宫口开全,估计短时间内可经阴道分娩者。首先进行人工破膜,可加快产程进展;羊水流出后子宫腔容积缩小,子宫收缩压迫胎盘止血;子宫腔内压力降低同时可防止凝血活酶进入子宫血循环,以阻断或预防 DIC。破膜后以腹带扎紧腹部。如宫缩弱可同时静脉滴注缩宫素。并密切观察患者的血压、脉搏、出血情况及胎心等,必要时检查红细胞、血红蛋白及凝血功能。

第五节　早　产

妊娠 28 周末至不足 37 周(196～258 天)期间分娩者称早产(premature delivery)。此时娩出的新生儿称早产儿,出生体重多在 2 500 g 以下,由于尚未发育成熟,易于死亡。死亡率在发达国家与发展中国家有较大差异,国内报道为 12.7%～20.8%。早产占分娩总数的 5%～15%。

一、病因

由于分娩动因迄今尚未阐明,故而引起早产的原因亦不完全清楚,约 30% 的早产无明显原因。早产常与以下情况有关。

(一)母体方面

(1)合并严重或慢性疾病,如肝炎、感冒、尿路感染、发热、心脏病、慢性肾炎、糖尿病、贫血、甲状腺功能亢进等。

(2)妊娠并发症如妊娠高血压综合征。

(3)妊娠中晚期的性生活或其他原因所致的生殖道感染。

(4)合并子宫畸形如双子宫、双角子宫、纵隔子宫等,宫颈功能障碍和松弛,子宫肌瘤等。

(5)孕妇年龄过小(<18 岁),过大(>40 岁)。身材过于矮小,瘦弱,身长<145 cm,体重<45 kg 者,有吸烟、酗酒习惯者。

(6)社会经济状况不良或未婚先孕或有身心创伤者。

(7)以往曾有早产、流产史者。

(二)胎儿、胎盘方面

(1)多胎妊娠。

(2)羊水过多或过少,胎位不正。

(3)胎儿宫内发育不良、胎死宫内、胎儿畸形、遗传基因疾病。

(4)前置胎盘和胎盘早期剥离。

(5)胎膜早破,绒毛膜羊膜炎者。

二、临床表现

早产临床表现通常是先天性异常,一开始表现为不规律的宫缩,经常伴有阴道出血或褐色分泌物。之后,可以发展成规律的宫缩,类似于足月围产期。膜早破的发生率高于足月临产。子宫颈先逐渐缩小,然后扩大。

三、实验室及其他检查

(1)血常规:检查是否贫血,发现贫血,及时纠正。

(2)尿常规:尿蛋白、尿糖、尿沉渣镜检,如有泌尿系统感染史者,常规做尿培养,以便及时发现菌尿症。

(3)白带检查:注意有无霉菌、滴虫,如发现阴道炎应予以治疗。

(4)超声检查:做 B 超及断层法,了解胎儿情况,是否多胎,胎位情况,胎儿是否存活。

(5)阴道镜和阴道涂片,确定是否涉及胎膜早破。

(6)宫颈和阴道分泌物排除了 B 族链球菌感染和沙眼衣原体感染。

(7)羊膜穿刺术导致胎膜早破的情况下,可以抽取羊水进行细菌培养,排除绒毛膜羊膜炎,并检测卵磷脂-鞘磷脂比率或磷脂酰甘油,以了解胎儿生长情况。

四、诊断

妊娠满 28 周至不足 37 周期间出现不规则子宫收缩,通常伴有少量阴道出血,可被诊断为先兆早产。当宫颈持续收缩时,即收缩的中位时间为 5 ~ 6 分钟,持续 30 秒以上,宫颈管收缩缩短≥75%,宫颈扩张超过 2 cm 或胎膜破裂,可诊断为早产临产。

五、鉴别诊断

(1)前置胎盘:为无痛性出血,不伴规律宫缩。

（2）胎盘早剥：出血常伴腹痛及压痛，宫缩间歇时亦存在，严重者胎位、胎心不清，如板样腹肌多伴内出血。

（3）宫颈局部病变出血：可通过窥器检查或指检发现。

（4）假临产及妊娠晚期子宫生理性收缩：一般子宫收缩不规则，无痛感，宫口不开大，经休息或应用镇静剂治疗后消失。

六、治疗

早产的治疗原则：如胎儿存活、胎膜未破、无宫内感染、宫颈扩张在4 cm以下者，尽量设法抑制宫缩，使妊娠继续，让胎儿在子宫内继续生长与发育。如胎膜已破，宫颈口进行性开张，妊娠已无法继续，应积极做好新生儿复苏准备；尽量提高早产儿的存活率。治疗方法如下。

（一）一般治疗

卧床休息，增加营养，应住院治疗。间歇吸氧，每天2次，每次30分钟，面罩吸氧比鼻管吸氧效果好。B超监测胎儿发育情况、羊水量、胎盘成熟度及排除胎儿畸形等，并行胎心监护、B超生物物理评分、测量血及尿雌三醇（E_3）、胎盘生乳素、妊娠期特异性胎盘糖蛋白等，了解胎儿胎盘功能，对处理有指导意义。

（二）病因治疗

（1）消除早产的真正原因是治疗早产的重要措施之一。对于妊娠并发症，积极治疗原发疾病可以避免医源性（并发症）早产的发生；对于那些患有严重宫颈功能不全的患者，孕妇在怀孕14～28周时可进行宫颈环扎术。

（2）对于先兆早产和早产患者，建议使用抗生素（用药量及方法按具体情况而定）。既可防止下生殖道感染的扩散，也能延长破膜后的潜伏期（从破膜开始到有规律宫缩的一段时间）。因宫缩有负吸作用，能促进和加重感染，一旦出现宫缩，则应该应用抗生素。

抗生素多选用氨苄西林和（或）红霉素。用药方法：①对仅有胎膜早破者，用阿莫西林750 mg，3次/天，口服，共7天。②有规律宫缩、宫口未开、无破膜者，口服氨苄西林2.0～3.0 g/天；或红霉素1.0～1.2 g/天，共7天。③有规律宫缩、宫口扩张<3 cm、无破膜者，采用负荷量加维持量治疗：氨苄西林4.0～5.0 g/d，静脉滴注；或红霉素2.0 g/d，静脉滴注，共2天，然后口

服氨苄西林 0.75~2.0 g/天或红霉素 1.0 g/天,共 5 天。④有规律宫缩合并胎膜早破者,采用氨苄西林 6.0~8.0 g/天,静脉滴注共 4 天,继以口服1.5~2.0 g/天至分娩。⑤进入活跃期,静脉滴注氨苄西林 5.0 g,2~4 小时后重复使用。随头孢类抗生素药物的发展,目前临床上经常用头孢二代和三代抗生素预防和治疗感染,且效果较好。因此,在经济条件允许的情况下,可选用头孢类抗生素药物。

(三)药物抑制宫缩

抑制宫缩的药物主要有两类。一类属改变子宫肌对宫缩物质反应性的药物,如 β_2 肾上腺素受体激动剂(常用药物有沙丁胺醇及羟苄羟麻黄碱等)、硫酸镁等。另一类属阻断或抑制结合物质合成或释放的其他种类的物质,如前列腺素合成抑制剂(常用药物有吲哚美辛、乙酰水杨酸、保泰松等)。

(1) β_2 肾上腺素受体激动剂:该药可促进子宫平滑肌 β_2 受体抑制子宫平滑肌收缩,降低子宫活动功能,延长妊娠期。目前常用药物介绍如下。

1)盐酸苯丙酚胺:为 β 肾上腺能兴奋剂。取 80 mg 溶于 5% 葡萄糖液500 mL 中,静脉滴注,每分钟 1.5~3.0 mL(每分钟 0.25~0.5 mg),如无效可每 15 分钟增加 1 次滴速,直至有效地抑制宫缩为止。宫缩抑制后,继续滴注 2 小时,以后改为肌内注射,10 mg,每 6 小时 1 次,连续 24 小时。之后根据宫缩情况,肌内注射,或口服 10~20 mg,每日 3 次,持续 1 周,最大滴速每分钟不超过 4.5~6.0 mL(每分钟 0.75~1.0 mg)。不良反应有呼吸困难、血压下降、心动过速、恶心等。使用时应先扩充血容量,采取左侧卧位,可减少该药对血压的影响。

2)羟苄羟麻黄碱(利妥特灵):适用于妊娠 20 周以上的孕妇抗早产治疗。方法:取本品 150 mg 加入 500 mL 静脉滴注溶液中,于 48 小时内滴入。患者必须保持左侧位,以降低低血压的风险。最初的输注速率为每分钟0.1 mg,逐渐增加到每分钟 0.15~0.35 mg。子宫收缩停止后,继续输液至少 12 小时。静脉滴注结束前 30 分钟,可以维持治疗。头 24 小时内口服剂量为每 2 小时 10 mg,此后每 4~6 小时 10~20 mg,每日总剂量不超过120 mg。本品作用机制为 β_2 肾上腺素受体激动剂,子宫平滑肌中的 β_2 受体抑制子宫平滑肌收缩,降低子宫活动功能,从而延长妊娠期。不良反应:注射过程中可能会出现心悸、胸闷、胸痛和心律失常等反应。若症状严重,应中断治疗,还会出现震颤、恶心、呕吐、头痛、红斑,以及焦虑、不安、心烦和不适。该产品会导致新生儿心率的变化和胎盘屏障引起的低血糖,应引起注意。糖尿病患者及使用排钾利尿剂的患者慎用。与糖皮质激素合用可出现肺水肿,极严重者可导致死亡。

3)硫酸舒喘灵:本品是肾上腺能 β_2 受体兴奋剂,它具有抑制子宫收缩、引起血管舒张和增加胎盘血流量的作用。据报道 54 例早产者应用本品抑制宫缩治疗的临床资料,并与同期 47 例早产未用宫缩抑制剂者作对照。结果显示:硫酸舒喘灵组抑制宫缩成功 45 例,成功率为 83.33%,平均延长妊娠时间 7.47 天,最长达 28 天;对照组仅 1 例宫缩自行缓解,其余全部在 48 小时内分娩。硫酸舒喘灵组新生儿窒息率低于对照组,产后出血率及出血量两组无差异。仅 2 例服硫酸舒喘灵后出现心动过速,停药后自行缓解。故认为对早产应用本品抑制宫缩治疗安全,有效。用法:国产硫酸舒喘灵,每片 2.4 mg,每次 4.8 mg,每日 3 次口服。宫缩消失后继续服 2～3 天后停药。

(2)硫酸镁:硫酸镁溶液增加了细胞液中镁离子的浓度。镁离子直接诱导子宫动脉细胞,抑制钙离子对子宫收缩的作用,从而阻止子宫收缩。常用方法为 25% 硫酸镁注射液 16 mL 加于 25% 葡萄糖注射液 20 mL 内,5 分钟静脉注射,然后在 1 000 mg 5% 葡萄糖注射液中加入 60 mL 25% 硫酸镁注射液,并以每小时 2 g 硫酸镁的速度滴注,直到子宫收缩停止。

(3)前列腺素抑制剂:减少前列腺素的合成或释放,以抑制子宫收缩。

1)消炎痛:本品可通过抑制 PG 的合成,减弱子宫收缩。其特点为:它会导致胎儿脐带过早闭合或狭窄,导致肺高压,甚至心力衰竭和死亡。此外,它还会导致恶心、呕吐、腹泻、溃疡、出血、少尿等胃肠道疾病。不建议在怀孕期间使用。

2)阿司匹林:0.5～1.0 g,每日 3 次口服。

(四)镇静剂

当孕妇有心理压力时,镇静剂可以作为辅助药物,但这种药物不能预防胎儿窘迫,对新生儿的呼吸功能有显著影响。因此,在产后期间应避免使用。

(五)促进胎肺成熟

早产婴儿最易患呼吸窘迫综合征(RDS),又称肺透明膜病(HMD)。RDS 是造成婴儿过早死亡的重要原因之一。产前使用皮质类固醇可以加速胎儿的肺部发育,降低 RDS 的发病率。当孕妇出现胎膜早破或先兆早产,在应用宫缩抑制剂的同时要应用皮质激素,并尽量利用宫缩抑制剂为皮质激素促胎肺成熟争取时间。

用法:培他米松 12 mg,肌内注射,1 次/天,共 2 天;或地塞米松 5 mg,肌内注射,1 次/12 小时,共 4 次。安普索(盐酸溴环已胺醇 Ambroxol Hydrochloride)30 mg,3 次/天,口服,连用 3 天如未分娩,7 天后重复一疗程,直至检测胎肺成熟(羊水 L/S>2,或羊水泡沫试验阳性),考虑分娩。

第四章 妊娠合并症

第一节 心脏病

妊娠合并心脏病是妊娠的严重并发症,也是导致孕产妇死亡的四大原因之一,仅次于分娩后出血,高居孕产妇死因顺位的第 2 位。据国内资料报道,本病发病率为 1.06%,死亡率为 0.73%,应引起高度重视。

一、病因

目前先天性心脏病居妊娠合并心脏病之首,占 35% ~50%,后依次为风湿性心脏病、妊娠期心脏病发作和心力衰竭。此外,心肌炎、各种心律失常、心功能不全也占一定比例,而二尖瓣脱垂、慢性心脏病、甲状腺功能亢进性心脏病则相对罕见。

妊娠期高血压性心脏病是由于冠状动脉痉挛,心肌缺血而发生的以左心衰为主的全心衰竭;围产期心肌病是指发生在妊娠最后 3 个月至产后 6 个月的扩张型心肌病。病因尚不清楚,可能与感染、免疫力、多胎妊娠、多产、高血压、营养缺乏和遗传等因素有关。一些患者在治疗后可能会很好地恢复,但在怀孕时会复发。

二、妊娠及分娩对心脏病的影响

(一)妊娠期

孕妇在妊娠期的血容量在 6 周时逐渐增加,并在 32 ~34 周时达到峰值,比未怀孕时增加 30% ~45%,平均增加 1 500 mL,维持此水平直至分娩。妊娠期心排出量比非孕时平均增加 40% ~50%,从孕早期开始增加,至孕 20 ~24 周时增加最多。血流速度的增加主要是由于妊娠早期心率的增加,而心率应在妊娠中后期,以适应血流的增加。分娩前1~2个月,平均心率每分钟上升10次,给心脏带来沉重负担。此外,在妊娠晚期,子宫生长,横膈膜增大,心脏向左上肢变化,导致心血管系统恶化,进一步增加心脏负担,容易导致患有冠心病的孕妇心力衰竭。

(二)分娩期

这是心内负担最重的时刻。在产程的第一阶段,每次腹痛有250~500 mL的血液被挤压到系统循环中,使回心血量增加,血压增高;同时,子宫收缩增加了外周循环阻力。在产程的第二阶段,除了腹痛,腹肌和横膈膜也参与了收缩运动,导致循环阻力和肺循环受阻;同时,腹部压力的增加导致内脏的静脉回流加大,从而导致心脏前负荷和后负荷的增加。在产程的第三阶段,子宫收缩和循环血液的终止导致血液流向子宫和心脏血流量增加;此外,子宫下降,腹部压力急剧下降,血液更容易滞留在内脏,导致血液被堵塞到内脏。这些情况会给心脏带来巨大的负担,导致心脏系统进一步恶化,并导致心力衰竭。

(三)产褥期

分娩后,由于宫缩,导致更多的血液进入体内循环系统,同时组织中的原始液体开始返回系统循环,从而导致更多的循环,增加心脏负担,严重时可导致心力衰竭。尤其以产后24~48小时心脏负荷较重。

三、心脏病对妊娠的影响

心脏病不会影响怀孕。患有轻度心脏病、心功能分级为Ⅰ~Ⅱ级、无心力衰竭或并发症的患者,通过适当的护理和治疗,可以耐受妊娠和分娩。不适合怀孕的人,如果在怀孕期间或怀孕后患有心脏病,可能会增加流产、早产、胎儿生长迟缓和缺氧引起的胎儿窘迫,甚至胎儿在子宫内死亡;与此同时,由于心力衰竭和严重并发症等多种因素,患有心脏病的孕妇死亡率增加。

四、妊娠合并心脏病的种类

过去妊娠期心脏病最常见的病因是风湿性心脏病,约占90%,其次是先天性心脏病。近年来,随着健康状况的改善和心血管外科的发展,许多患有先天性心脏病的女性得以通过手术矫正,活到育龄期,获得怀孕和生育的可能。目前,先天性心脏病已成为妊娠合并心脏病的主要原因,占 35% ~ 50%。随着抗生素的广泛使用,风湿热有所减少,风湿性心脏病的发病率已经下降,现在是妊娠期心脏病的第二位。其他疾病包括先兆子痫-子痫性心脏病、围产期心肌病、病毒性心肌炎、心功能不全和各种心律失常,而二尖瓣脱垂、高血压、甲状腺功能亢进和过度活动性心脏病则很罕见。

(一)先天性心脏病

先天性心脏病可以是单一的心脏畸形,也可以是两种或多种畸形的组合。根据病理解剖学和病理生理学的结合,将其分为 3 种:无分流、从左到右分流和从右到左分流。临床上根据患者有无发绀分为无发绀型和发绀型两大类,无分流或左向右分流者无发绀,但当右心室压力增加,转为右向左分流时可出现发绀。

1. 左向右分流型先天性心脏病

包括房间隔缺损、室间隔缺损和动脉导管未闭。房间隔缺损是最常见的先心病。对妊娠的影响取决于缺陷的大小。一般来说,那些缺陷小于 $1 \, cm^2$ 的患者通常没有症状,可以抵抗妊娠和分娩;如果面积异常大,由于各种影响妊娠和分娩的因素,可能会出现发绀,从而导致右向左分流,很可能导致心力衰竭。在隔膜分流器的干预过程中,如果是一个小的缺陷(缺陷面积 $\leq 1 \, cm^2/m^2$ 物理位置),并且没有心力衰竭的背景和其他并发症,妊娠期发生心力衰竭少见。如缺损大,常伴有肺动脉高压,妊娠的危险性大。对于动脉导管未闭,妊娠期很少出现,因为它可以在儿童期进行手术治疗,但若未手术治疗,并伴有肺动脉高压时,应早期终止妊娠。

2. 先天性心脏病伴右向左分流

大多数病例有法洛四联症和艾森门格综合征。一般来说,患有心血管异常的患者不适合怀孕。如果患者已经怀孕了,应该尽快终止妊娠。

3. 无分流型先天性心脏病

主要包括肺动脉狭窄、主动脉狭窄、马方综合征。

(二)风湿性心脏病

由于广谱抗生素的应用。风湿热减少,风湿性心脏病发病率逐年下降。风湿性心脏病主要包括二尖瓣狭窄、二尖瓣关闭不全、主动脉瓣关闭不全和狭窄。其中,二尖瓣狭窄最多见,此类患者存在血流从左心房流入左心室时受阻,可发生肺淤血和肺水肿。

(三)围生期心肌病

它是一种发生在妊娠最后 3 个月至分娩后 6 个月的心肌疾病,发生于产后 3 个月内者占 80%,在妊娠晚期和产后 3~6 个月发病者分别占 10%。其特点是没有心脏病病史,妊娠后有心肌收缩功能障碍和心力衰竭。目前病因尚不确定,可能与感染、营养不良、多胎、多次受精、免疫力、内分泌和遗传因素等疾病有关。在怀孕期间有再次发作的可能性。

本病病理改变与原发性扩张型心肌病相似,基本特点是心脏明显扩大,4 个心腔均有不同程度的扩张,以左心室扩张最为显著。严重者可迅速进展至不可逆的心力衰竭,25%~50% 患者死于心力衰竭、肺梗死或严重心律失常,围生儿死亡率也很高。

五、诊断

(一)妊娠并发心脏病

怀孕前有心脏病、风湿性疾病或心力衰竭病史;可能出现与心力衰竭相关的症状,如呼吸困难、夜间坐着呼吸、咳血及频繁的胸闷和疼痛;可以看到发绀、手指杵状和连续的颈静脉怒张。心脏听诊为舒张期杂音或粗略的全收缩期杂音。

(二)妊娠合并心脏病早期心力衰竭

轻微活动后可能会出现胸闷、心悸、气短等症状;休息时,心率超过 110 次/分甚至更高,呼吸频率超过 20 次/分;通常在晚上由于胸闷而出现端坐呼吸,或者到窗户前呼吸新鲜空气;肺部底部出现湿啰音,咳嗽后不会消失。

(三)心脏病代偿功能的分级

Ⅰ级(心力衰竭 0 级,即心功能代偿期):正常生活的小幅运动不会受到限制(无症状)。

Ⅱ级(心力衰竭Ⅰ级,即心功能代偿不全Ⅰ度):一般来说,身体活动有些受限(心悸、轻度呼吸),休息时没有任何症状。

Ⅲ级(心力衰竭Ⅱ级,即心功能代偿不全Ⅱ度):生活中的活动经常受到限制(日常工作中轻微不适、心悸、呼吸困难),休息后无不适;或者那些过去有心力衰竭病史的患者,不管目前疾病是否有症状。

Ⅳ级(心力衰竭Ⅲ级,即心功能代偿不全Ⅲ度):无法参加任何活动,还有心悸和休息时呼吸困难等心力衰竭症状。

六、治疗

患有心脏疾病的孕妇的主要死因是心力衰竭和严重并发症。患有心脏病但以前没有被诊断出的孕妇,心力衰竭发生率与孕产妇死亡率较有产前检查者高数倍至10倍。

(一)孕前咨询及心脏病患者的妊娠适应性判定

孕妇死于心脏病的主要原因是心力衰竭。心脏病患者在怀孕、分娩和产褥期的生存能力取决于许多因素,如心脏病类型、疾病水平、是否手术、心脏功能水平和医疗状况等。患有心脏病的妇女应在怀孕前或怀孕早期咨询有关心脏病类型和心脏功能的详细信息,并确定怀孕是否合适。若适合怀孕,应在孕早期开始定期检查;不宜妊娠者,应采取严格避孕措施或行绝育手术。

1. 妊娠指标

原则上,应仅限于轻度心脏病、Ⅰ～Ⅱ级心功能、无心力衰竭背景和无其他并发症的患者。但有些心功能Ⅲ级的心脏病患者,在有条件的医院,由富有经验的产科和心血管医师合作,也可获得成功的妊娠和分娩。

2. 妊娠禁忌证

严重心脏病,心功能Ⅲ级或以上,有心力衰竭史、肺动脉高压史、右向左分流心脏病、心力衰竭、6个月内风湿性疾病、近期有感染性心内膜炎、围生期心肌病遗留心脏扩大急性心肌炎或合并严重的内科疾病如慢性肾炎、高血压、糖尿病者孕期极易发生心力衰竭,不宜妊娠。

(二)妊娠期的处理

1. 治疗性人工流产

不宜妊娠但已妊娠者应于妊娠12周以前做人工流产。

2. 加强产前检查

继续妊娠者必须按时做产前检查,适当增加检查次数,密切观察心脏功能。

3.早期心力衰竭的处理

妊娠期心力衰竭发生的诱因有心房颤动、上呼吸道感染、妊娠高血压综合征、重度贫血、产后发热或过度劳累等。心脏病孕妇可以突然发生心力衰竭,也可逐渐发展。因此,尽快预防和治疗贫血症、B族维生素缺乏、蛋白质缺乏和感染等影响心脏功能的各种因素。如果发生了妊娠合并高血压,就必须进行早期治疗。如果因高血压导致妊娠出现问题,早期治疗更为重要,并控制病情发展。

(1)洋地黄制剂:洋地黄作为预防性用药的意见尚有争论,有人认为风湿性心脏病心功能Ⅲ级且过去曾有过心力衰竭史者、心脏中等程度扩大、严重的二尖瓣狭窄、心房颤动或心率经常在110次/分以上者,应给予适量的洋地黄类药物。

用药方法:一般孕产妇病情发展多较迅速,急性心衰和急性肺水肿可很快出现,凡孕妇发生急性心衰且病情危重者可用洋地黄作为改善心肌状况的药物。①首先在20 mL 25%的葡萄糖注射液中加入0.4 mg 西地兰并缓慢注射,需要时(过2~4小时)再用0.2~0.4 mg 加入5%~10%葡萄糖注射液10~20 mL,总量可用至1.2 mg/24小时,维持量因人而异。②也可用毒毛花苷K,在未曾用过洋地黄类药物者,开始用量为0.25 mg 加入25%葡萄糖溶液20 mL 缓慢静脉注射;必要时(2~4小时后)再加0.125~0.25 mg;维持量0.125~0.25 mg(6~8小时),适当的洋地黄化量为0.5 mg。③上述两种药物都是速效药,毒毛花苷K 与西地兰相比,心肌毒性更快,传导机制更强。因此,它在心房颤动患者中缓慢心脏起搏的效果不如西地兰。对于刚刚使用或正在使用洋地黄并需要及时静脉给药的患者,最好避免使用毒毛花苷K,此药有兴奋子宫收缩的作用,故用于临床时有缩短产程的作用,但两周内用过洋地黄者禁用。以免药物蓄积中毒。④在服用正确的药物后,迅速改用地高辛。

(2)利尿剂:有心力衰竭伴急性肺水肿,除严格限制盐及水的入量外,可静脉注射作用快速的利尿剂用作扩血管药,在短时间内尿量增多,血管阻力降低,迅速降低心脏前负荷,同时给予氯化钾以补充K^+的丢失。①排钾利尿剂:应用排钾利尿剂时应同时补钾,常用快速利尿药,如利尿酸钠25 mg,肌内注射或静脉滴注,1~2次/日;呋塞米20~40 mg,肌内注射或静脉滴注,2次/日;丁尿胺0.5~2 mg,静脉滴注,1~2次/日,此药多用于顽固性水肿;双氢克脲塞25 mg,口服,2~3次/日;氯噻酮0.1 g,口服,1~2次/日。

②保钾利尿剂:常用氨苯蝶啶 50 mg,口服,3 次/日;安体舒通 20 mg,口服,3 次/日,此二药物作用较弱,一般与排钠利尿剂合用,单独使用时可发生高血钾。

(3)扩血管药:当心力衰竭发生时,通常会增加外周血管收缩,导致随后心输出量增加。使用血管舒张剂会产生"内出血"的效果。如消心痛(硝酸异山梨醇酯)5~10 mg,口服或舌下含服,3~6 次/日;硝酸甘油 2~3 mg 加入 5%~10% 葡萄糖注射液 100~200 mL 中,开始 5~10 mg/分逐渐加量至40~50 mg/分,此药对二尖瓣狭窄引起的肺部淤血效果较好。上述药物可扩张静脉系统,减少静脉回流,降低心室充盈压。

(三)分娩期的处理

尽量减少产妇体力消耗,缩短产程,防止腹压突然降低而发生心力衰竭。患有心血管疾病的孕妇,如果心脏功能良好,没有手术指征的,可以经阴道自然分娩。

1. 产程的第一阶段

促进和安慰孕妇,消除其焦虑情绪。使用适当的镇静剂,如地西泮、哌替啶等。注意血压、脉搏、呼吸、心率。如果发生心力衰竭,带上半人工氧气面罩,缓慢注射 0.4 mg 的去乙酰毛花苷(西地兰)加入 20 mL 50% 的葡萄糖注射液。如有必要,每 4~6 小时重复一次给药,每次 0.2 mg,产程开始后给抗生素预防感染,直至产后 1 周左右无感染征象时停药。

2. 产程的第二阶段

为了防止产后妇女在打开宫颈后屏住呼吸,应进行侧切手术,并进行腹部吸头、产钳术、臀部牵引术等辅助技术,以尽快完成分娩。

3. 产程的第三阶段

胎儿分娩后立即在腹部放置沙袋并用腹部束带包裹以进行压迫,以防腹压突然下降,血液向内脏倾流、加重心脏负担。给镇静药,产后立即给吗啡注射液 10 mg 肌内注射或哌替啶注射液 100 mg 肌内注射。如产后子宫收缩不良,可用催产素 10~20 U,肌内注射,由于麦角新碱能够增加静脉压力,因此应谨慎使用。在产后出血的情况下,可以进行输血,但必须注意输血速度。

（四）产褥期

产后1~3天,特别是24小时内应注意,回心血量的增加仍可发生心衰,故根据病情给予地高辛或洋地黄。为避免感染给予抗生素。心功能在Ⅲ级以上的人不应该使用母乳喂养。分娩后1周进行绝育手术。

（五）胎婴儿的处理

由于胎儿与新生儿属高危儿,产程中应注意缺氧导致的宫内窘迫及出生后窒息,做好抢救准备。

第二节　病毒性肝炎

病毒性肝炎通常由多种病毒引起,主要表现在肝脏病变。致病性疾病包括甲型肝炎（HAV）、乙型肝炎（HBV）、丙型肝炎（HCV）、丁型肝炎（HDV）和戊型肝炎（HEV）。近年来,出现庚型肝炎病毒和己型病毒感染,但这两种病毒的病原体尚不清楚。

一、妊娠时肝脏的生理变化

妊娠期间,肝脏的大小和形态没有变化,组织病理学正常。肝糖原略有增加。一些孕妇的肝功能在孕晚期略微超过正常值,产后可以恢复正常。正常妊娠时肝脏的生理性变化如下。

（一）肝脏的组织学

除肝糖原有所增加外,肝脏的大小、组织结构、血流总量均无明显变化。

（二）肝功能

一些肝脏检查可能会在妊娠晚期增高,但在分娩后恢复正常。

1. 血清蛋白

由于妊娠期血容量增加,血液稀释,血清总蛋白约半数低于60 g/L,主要是白蛋白降低,γ球蛋白不变,α和β球蛋白稍升高。

2. 血清胆固醇及脂类

在怀孕4个月时开始攀升,并在怀孕8个月时达到峰值,半数孕妇高达

6.50 mmol/L,血清总脂质、磷脂及 α 和 β 脂蛋白均增加。

3. 血清总胆红素

多在正常范围。少数孕妇可轻度升高,不足以出现黄疸。

4. 血清谷草转氨酶(SGOT)和血清谷丙转氨酶(SGPT)

多在正常范围,少数在妊娠晚期升高,产后很快恢复正常。

5. 血清碱性磷酸酶

在妊娠早期可能会有小幅增加,在妊娠晚期可能达到非妊娠期的两倍。这种增加是由胎盘产生的碱性磷酸酶同工酶(AKP4)引起的。

二、妊娠对病毒性肝炎的影响

妊娠期母体各种营养消耗多,营养不足时常以肝糖原补充,且新陈代谢增高,肝负荷加重。容易感染病毒性肝炎,或促使原来存在的肝病恶化。此外,分娩时疲劳、出血、手术和麻醉均可加重肝脏损害,尤当合并妊高征时,由于全身小动脉痉挛,肝脏可出现缺血性损害,在此基础上如再合并病毒性肝炎,易致病情急剧恶化。

三、病毒性肝炎对妊娠的影响

(一)对母体的影响

肝炎病毒在妊娠早期可导致更严重的妊娠反应,妊娠中、晚期合并病毒性肝炎者,易发展为重症肝炎,病死率高;同时易并发妊娠高血压综合征。患者肝功能受损,合成比下降,容易导致产后出血。在严重的情况下,分娩往往伴有 DIC,导致血液出血量较大,危及孕产妇和胎儿的生命。

(二)对胎儿影响

妊娠早期肝炎会使胎儿畸形的发生率是正常孕妇的两倍,流产、早产、死胎、死产和新生儿死亡的发生率也有所增加。

(三)母婴传播

不同的疾病有不同的传播方式。

1. 甲型肝炎病毒(HAV)

为微小核糖核酸肠道病毒属,目前没有证据证明甲型肝炎病毒可以从母亲传染给孩子。一般认为甲型肝炎病毒是通过粪-口感染传播的,不会通过胎盘或其他方式传播给胎儿。

2. 乙型肝炎病毒（HBV）

病毒的外层含有乙型肝炎表面抗原（HbsAg），而内层含有核心抗原（HbcAg）和核心相关抗原（HbeAg），即 e 抗原。乙型肝炎通过注射、输血、生物装置、日常接触和其他途径传播。母婴传播是一种重要的途径，不同地区的母婴传播情况各不相同。母婴传播在东南亚非常普遍，据报道，35% ～ 40% 的病例是由围产期传播引起的，而这种传播途径不常发生在北美和西欧。

3. 丙型肝炎病毒（HCV）

主要通过输血、输血制品、注射、性生活、母婴传播等途径传播。根据丙型肝炎病毒的研究数据，大多数人认为丙型肝炎病毒可以在母亲和婴儿之间垂直传播。大约 2/3 的丙型肝炎患者在妊娠晚期进行母婴间传播；其中 1/3 患上了慢性肝炎，除了转氨酶升高外，这些儿童没有其他临床特征。此外，吸毒和艾滋病毒阳性的孕妇感染丙型肝炎病毒的风险增加。

4. 丁型肝炎病毒（HDV）

必须同时有 HBV 感染。传播方式基本同 HBV，与 HBV 相比，HDV 的母婴垂直传播少，而性传播相对较多，易发展为重症肝炎。

5. 戊型肝炎病毒（HEV）

通过粪-口间传播，水及食物型暴发流行，一旦感染，病情重，孕妇于妊娠后期病死率高达 10% ～20% 。

四、临床表现和诊断

妊娠期病毒性肝炎感染的诊断比非妊娠期更困难，尤其是在妊娠晚期，由于其他因素引起的肝功能数值异常，因此不能只因转氨酶升高就做出病毒性肝炎的诊断。

1. 病史

有与肝炎患者的密切接触史或在 6 个月内接受过输血或静脉注射。

2. 甲型肝炎的潜伏期

甲型肝炎病毒的潜伏期为 2 ～7 周（平均 30 天）；乙型肝炎持续 1.5 ～5 个月（平均 60 天）；丙型肝炎 2 ～26 周（平均 7.4 周）；丁型肝炎 4 ～20 周；戊型肝炎持续时间为 2 ～8 周（平均 6 周）。

3.临床表现

妊娠或其他因素无法解释的消化道疾病症状,如食欲障碍、恶心、呕吐、腹痛和肝痛。之后会出现疲劳、发冷和发热,一些患者会出现皮肤和巩膜发黄,尿液呈暗黄色。可触摸的肝大伴肝区撞击痛。在妊娠晚期,由于子宫增大的影响,肝脏很少被触到,如果可以触到,则必须考虑异常情况。

4.实验室检测

血清 GPT 升高。病理检查表明,肝炎病毒血清学抗原抗体试验是有效的。血清胆红素为 17 μmol/L(1 mg/dL)以上,尿胆红素为阳性。如果有上述不同程度的肝炎病毒的症状、体征和异常检验结果,可以进行确诊。

5.妊娠合并重型肝炎的临床特征

包括:①严重的肠道症状、食欲障碍、频繁呕吐、腹痛和腹水。②黄疸迅速加重,血清胆红素值超过 171 μmol/L(10 mg/dL)。③有肝臭味,肝脏逐渐萎缩,肝功能异常,酶胆分离,游离/球蛋白倒置。④凝血异常,出现全身出血现象。⑤出现肝性脑病的特点,烦躁不安、嗜睡和厌食症的症状。⑥肝肾综合征,一种典型的慢性肾功能衰竭。

五、鉴别诊断

1.妊娠期肝内胆汁淤积征

其发生率仅次于病毒性肝炎,临床主要特点是孕中晚期出现不同程度的皮肤瘙痒,随后出现皮肤黄染,而症状于产后数小时至数日迅速消退。此病具有明显的家族性倾向及复发性。实验室检查可见约 1/3 患者血清胆红素(直接和总胆红素)、谷丙转氨酶升高,几乎全部患者血清胆酸明显升高,常为正常值的 10 ~ 100 倍。

2.妊娠急性脂肪肝

本病少见,多发生于妊娠晚期,初孕妇及妊娠高血压疾病患者的发病率高。临床上病情急骤发展,症状极似暴发性肝衰竭,但尿胆红素多呈阴性。B 超可见到典型的脂肪肝声像图。

3.妊娠高血压疾病引起的肝损害

常见于重度妊高征患者,肝功能各项指标检查显示轻、中度升高。胃肠道症状不明显,妊娠结束后迅速恢复。但值得注意的是妊娠期肝炎常合并妊娠高血压疾病,少数先兆子痫、子痫患者可并发 HELLP 综合征。

六、治疗

妊娠期病毒性肝炎与非孕期的病毒性肝炎处理原则是相同的。

(一)妊娠合并普通型肝炎的处理

1. 严格隔离,及时治疗

妊娠期间应住传染病房,临产后转入产科隔离病房或隔离分娩室。必须卧床休息,进低脂肪饮食,保证足够营养,给予大量、多种维生素和葡萄糖,进行中西医结合治疗。

2. 保护肝功能

注意休息,注意营养的摄入,补充蛋白质、糖类和 B 族维生素、维生素 C、维生素 K_1,使用护肝药,如肌苷、肝宁、肝疫苗、肝乐、垂茵茶等可以选用。孕期密切监护,警惕病情恶化。

3. 避免应用可能损害肝脏的药物

禁用四环素,因其对母儿均有严重危害,可引起急性脂肪肝及死胎。尽量不要使用麻醉剂和会损害肝脏的药物,尤其是在妊娠合并高血压的情况下。

4. 预防感染

除了在分娩期间严格消毒外,还可以使用一般抗生素来预防产道和肠道感染,一旦发生内源性感染,可诱发肝昏迷甚至直接致死。

5. 防止产后出血

当有血小板下降或凝血因子减少时,宜及早补充。

(二)妊娠合并急性重症肝炎的处理

1. 一般治疗

在昏迷前期应禁食蛋白质,保持大便通畅,以减少氨及毒素的吸收。

2. 药物治疗

(1)维生素:给予多种维生素同时给予大量葡萄糖,每日 $200 \sim 300$ g。

(2)高血糖素–胰岛素联合疗法:高血糖素 $1 \sim 2$ mg 加胰岛素 $4 \sim 8$ U,溶于 5% 葡萄糖注射液 250 mL,静脉滴注,每日 1 次。可减少肝细胞坏死,促进肝细胞再生。

(3)降氨药物:在严重肝炎中,蛋白质代谢异常,导致血浆氨水平高、血清胺水平高和芳香族氨基酸水平高。控制血浆氨的通常方法是限制蛋白质的消耗,每天蛋白质的消耗量小于 0.5 g/kg,增加碳水化合物的摄入,保证大便通畅,减少氨和毒素的吸收。此外,口服新霉素可以抑制大肠杆菌,减少游离氨的形成。如果存在肝昏迷或肝昏迷的前驱症状,每日静脉滴注谷氨酸钠或钾盐 23~46 g,精氨酸 25~50 g,或 γ-氨酪酸 2~6 g。左旋多巴开始以 0.1 g 静脉滴注,以后每 12 小时增加 0.05 g,直至神志明显好转再逐渐减量。近年来主张用支链氨基酸,将此注射液 250 mL 加于等量葡萄糖注射液中,缓慢静脉滴注,每日 1 次,10~15 天为一疗程。因其能调整血清氨基酸比值,使昏迷患者清醒。

(4)脱水剂:可选用 20% 甘露醇 200 mL,快速静脉滴注,每 6~8 小时 1 次。并酌情应用皮质激素,如地塞米松等。

(5)肝素:DIC 是重症肝炎的致死原因之一,应积极处理肝炎,防止 DIC 的发生。若合并 DIC,需用肝素治疗,用量应该尽可能地小,并且应该添加新鲜血液。但肝素不应在围产期或分娩后 12 小时内使用,以免发生创面大出血。

(三)产科处理

上述药物治疗同时,应及时进行产科处理。

1.妊娠期

妊娠早期应积极治疗,病情好转后再行流产。在妊娠晚期提供维生素 C 和维生素 K,预防和治疗因妊娠引起的高血压。如果治疗后病情持续,妊娠可能会终止。

2.分娩期

做好分娩出血的预防工作,可提前用止血芳酸、止血敏、维生素 K_1、纤维蛋白原等。分娩方式可根据产科情况而决定。乙肝产妇,分娩后 24 小时,婴儿必须接种乙型肝炎免疫球蛋白或乙型肝炎疫苗,母婴应隔离,不用母乳喂养。

3.分娩后和婴儿治疗

使用损伤肝脏较少的抗生素来预防感染,如青霉素、头孢菌素,避免用四环素及红霉素。乙肝患者不宜给新生儿哺乳,一是耗损体力不利恢复,再者病毒可经乳汁垂直传递给新生儿。回乳时可用皮硝包敷乳房,或服用炒麦芽,避免使用雌激素。新生儿于 24 小时内接受乙肝疫苗,肌内注射 30 μg,一个月时注射 20 μg,半岁时注射 10 μg。

第三节 妊娠合并糖尿病

妊娠合并糖尿病是指妊娠合并原有的糖尿病;或妊娠前糖尿病未发作,妊娠后确诊糖尿病;或者怀孕后出现的糖尿病。妊娠后新发糖尿病也称为妊娠糖尿病(GDM)。GDM发病率约为5%左右。妊娠合并糖尿病属高危妊娠,对母儿均有很大的危害,死亡率高,故应加以重视。

一、妊娠对糖尿病的影响

(一)易出现低血糖和酮症酸中毒

妊娠是一种加速的饥饿状态,母体除本身消耗葡萄糖外,尚须供应胎儿所需葡萄糖,若摄入不足则脂肪分解增加,因此,孕早期的呕吐和饮食摄入减少主要是低血糖和饥饿酮症酸中毒。妊娠中后期胰岛素拮抗激素分泌的增加和胰岛素降解的加速可能会增加糖尿病患者的胰岛素需求。如果胰岛素缺乏,糖尿病没有得到很好的控制,可能会发生糖尿病酮症酸中毒。分娩后,胎盘被排出,许多胰岛素拮抗剂很快消失。孕妇对胰岛素的敏感性迅速增加。如果胰岛素浓度没有及时降低,就会经常发生低血糖。

(二)对糖尿病肾病的影响

目前尚未明确妊娠是否会使隐匿性肾病加速变为显性肾病,但认为如能严格控制血糖及适当处理妊娠,并不会使显性肾病加速进展为终末期肾病。显性肾病患者由于有血管病变,子宫胎盘灌注减少,胎儿宫内生长迟缓,胎儿窘迫及母体妊娠高血压综合征发生率均增高,并常由于母体或胎儿原因而需要提前分娩。糖尿病肾病伴肾功能减退者不宜妊娠。

(三)对糖尿病视网膜病变的影响

目前认为糖尿病妇女妊娠期间出现的非增殖性或增殖性视网膜病变一般是可逆的,可能于产后消退,但仍应按常规指征进行光凝治疗。良好的预后与血糖控制及密切随访有关。糖尿病视网膜病变患者如果血糖不迅速得到严格控制,往往会出现视网膜病变恶化,因而主张于6~8个月内使血糖慢慢正常化,然后才受孕。但是,如果糖尿病视网膜病变患者已合并妊娠,仍主张尽快使血糖正常化,同时密切观察视网膜状态,必要时积极治疗。

（四）合并缺血性心脏病的糖尿病妇女

有报道合并缺血性心脏病的糖尿病妇女围产期死亡率高达 50% ~
67%,因而不主张妊娠,一旦受孕,应终止妊娠。

（五）合并高血压的糖尿病妇女

随着妊娠进展,血压增高,不利于糖尿病肾病及视网膜病变的治疗,先
兆子痫发生率增高,胎儿死亡率也增高。尽管目前母婴预后已明显改善,但
对于有高血压的糖尿病妇女是否适宜妊娠仍需事先做全面考虑。

二、糖尿病对围产儿的影响

（一）巨大儿的发生率增高

患有糖尿病的孕妇血液中的葡萄糖值很高。葡萄糖容易通过胎盘进入
胎儿的血液循环,此时胰岛素无法经过胎盘,导致胎儿长期保持高血糖状
态,刺激胎儿胰岛 β 细胞数量增加,使胰岛素产量增加,氨基酸转移系统,促
进蛋白质与脂肪的合成,抑制脂解,使胎儿全身脂肪聚集增多,脏器增大,导
致胎儿巨大。

（二）畸形胎儿的发生率增高

糖尿病合并妊娠时的畸胎率为正常孕妇的 2 ~ 3 倍。发生原因尚不清
楚,可能与妊娠早期(特别是妊娠 7 周以前)的高血糖有关,也可能与治疗糖
尿病的药物(如 D860、格列甲嗪、格列秦特、优降糖等)有关,但至今尚缺乏
足够的证据。畸形胎儿包括心血管、中枢神经、骨骼、胃肠道等系统的畸形。

（三）死胎的发生率增高

糖尿病孕妇若伴有严重血管性病变或产科并发症(如重度妊娠高血压
综合征等),影响胎盘血供可致死胎。预防死胎需加强在妊娠期间对糖尿病
的治疗,以及对胎儿健康状况的系统监测。由于死胎多数发生在妊娠 36 周
以后。因此,患者应在怀孕 35 周期间入院,并密切监测妊娠情况。综合分析
胎儿肺部生长、胎盘生理功能等,一般建议在怀孕 37 周时终止妊娠。如果胎
儿在分娩过程中出现任何症状,应立即终止妊娠。

（四）新生儿低血糖的发生率增高

新生儿脱离母体高血糖环境,而胎儿胰岛 β 细胞增生,引起胰岛素分泌过多,使新生儿发生低血糖。低血糖可使新生儿脑神经组织受到损伤,甚至死亡。

（五）新生儿呼吸窘迫综合征的发生率增高

糖尿病孕妇娩出的新生儿患呼吸窘迫综合征比正常孕妇娩出的新生儿高 5~10 倍,是新生儿死亡的主要原因。孕妇血糖增高,可以导致胎儿高胰岛素血症。高胰岛素有拮抗肾上腺皮质激素及促胎儿肺成熟的作用,高胰岛素血症影响胎儿肺泡表面活性物质的形成,而致表面活性物质减少,加之常在妊娠 37 周左右引产或剖宫产,均是导致新生儿发生呼吸窘迫综合征的重要因素。

三、临床表现和诊断

在怀孕前诊断患有糖尿病或糖尿病症状明显的人更容易。然而,GDM通常没有症状,空腹血糖有时可能是正常的,这可能导致诊断不完全、诊断不佳和治疗延迟。更具危害性,在临床实践中应该认真对待。

（一）病史

有家族糖尿病史和自身疾病史,尤其是出生缺陷、死产、巨大儿、畸形儿和新生儿死亡等不明原因的分娩史。

（二）临床表现

在怀孕期间,会出现过度饮水、进食、小便增多或复发性阴道念珠菌感染等症状。如果孕妇体重超过 90 kg,并且患有羊水过多或胎儿过大,则应检查是否为糖尿病。

（三）实验室及其他检查

（1）初次产前检查时常规查尿糖。

（2）空腹血糖检查。

（3）50 g 葡萄糖筛查试验如尿糖阳性,或具有妊娠糖尿病高危因素,于孕 24~28 周行此试验。若结果≥7.8 mmol/L,应进一步做糖耐量试验。

（4）糖耐量试验:口服>5 g 葡萄糖,测量空腹血糖及腹腔后 1、2、3 小时四项血糖值是否达到 5.6、10.5、9.2、8.0 mmol/L,若有两项达到可诊断为妊娠糖尿病。

四、鉴别诊断

妊娠期生理性糖尿病的发病率在 10% ~ 20%。它通常是由肾性糖尿病的阈值暂时减少引起的,但其血糖是正常的。当有疑问时,使用空腹血糖和糖耐量检查来确认诊断。

五、治疗

(一)治疗原则

(1)患有糖尿病的妇女在以下情况下禁止怀孕,若怀孕,应及时终止妊娠:①严重糖尿病肾病伴肾功能衰竭。②晚期缺血性心脏病。③增生性视网膜病变的治疗效果不佳。④老年妇女。⑤年龄在 20 岁以下的女性。⑥糖尿病的发展控制非常差,糖化血红蛋白(HbA1)>12,或 HbA1c>10。⑦妊娠早期酮症酸中毒。

(2)想要怀孕的糖尿病妇女患者应在怀孕前进行咨询:①了解糖尿病对妊娠的影响,妊娠对糖尿病及其并发症的影响,以及禁忌措施。②进行全面检查,评估血压、心脏、肾脏、视网膜和其他状况,以确定怀孕是否有必要。③尽可能控制血糖,使其趋于正常水平,但同时要避免低血糖的发生,要求空腹血糖低于 5.6 mmol/L(100 mg/dL),血糖在进食后 2 小时低于 8.0 mmol/L(145 mg/dL),HbA 接近正常上限(<6%)。④采取避孕措施,直到在怀孕前 2 个月达到上述管理。⑤对糖尿病存在的问题进行相应的治疗。

(3)怀孕期间,应在医师的指导下严格控制血糖,以满足上述要求。因此,孕妇应密切配合医师,做好自我监测,每天检查四次尿糖和酮体,尽可能自备血糖计,自己监测血糖,按需要测定三餐前及餐后 2 小时血糖。

(4)产前首次就诊应做全面检查,包括了解心、肾、眼科情况等。妊娠早、中期每 2 周 1 次,28 周后每周 1 次复诊,进行常规产前检查,尽可能至妊娠足月(40 周)才分娩。近年来仅通过门诊处理也可得到良好母婴预后。产前住院指征包括先兆子痫、羊膜早破及早产等,妊娠期任何时候若血糖控制不佳均应住院治疗。

（二）妊娠合并糖尿病的母、儿监护

患者应在有经验的产科、内分泌科和儿科医师共同监护下度过妊娠及分娩期。

1.母体监护

（1）妊娠前：①血糖控制，怀孕后的前几周是胚胎发育的重要时期，而孕妇高水平的糖尿病会导致胎儿出现异常。孕前已确诊糖尿病的妇女在计划妊娠前应进行血糖控制，确保孕前及孕早期血糖正常。②检测血压、眼底及心肾功能，血压≥150/100 mmHg、眼底检查有增生性视网膜病变、心电图示冠状动脉硬化、肾功能减退等患者均不宜妊娠，如已妊娠应早日终止妊娠并落实绝育措施为妥。

（2）早孕反应：呕吐严重者容易产生低血糖及尿酮症，可影响胎儿脑发育和智力，应每日空腹测尿酮体以调节热能摄入。

（3）对允许继续妊娠的糖尿病患者应在高危妊娠门诊检查与随访，孕28周前每月检查1次，怀孕28周后，每2周进行一次检查，每次测量尿量、酮体、蛋白质、血压和体重。

2.孕期严格的血糖控制

（1）健康教育：其目的是提高孕妇及其家属对于妊娠糖尿病的认识，提高孕妇自我护理能力并建立良好的家庭和社会支持系统。宣教的对象包括孕妇及其家属，内容包括：有关糖尿病的一般知识，妊娠与糖尿病的关系；饮食指导和运动指导；血糖控制的目标和意义，如何做好血糖自我监测；胰岛素的使用、禁忌证和皮肤护理；心理自我调节能力，建立良好的家庭和社会支持等。

（2）定期产前检查：加强对糖尿病孕妇及其胎儿的监护。初诊时应全面评估既往妊娠分娩史，确定病情严重程度。

（3）饮食控制：这是控制糖尿病的基本方法。由于孕妇的特殊营养需求，必须提供足够的热量和蛋白质，以避免营养不良或酮症，从而对胎儿造成损害。每天每千克体重总热量的日常管理为（标准体重）146～159 kJ（35～38 kcal），并根据血糖和酮体情况适当调整。其中碳水化合物占40%～50%，蛋白质占12%～20%，脂肪占30%～35%，并给予维生素、叶酸0.5 mg、铁剂15 mg和钙剂1.0～1.2 g。

（4）运动：适当的运动可以抑制血糖升高，使胰岛素更加有敏感性，并通过运动保持体重的稳定,这有利于血糖控制和正常分娩。运动方法可以在极少量运动(如散步)和少量运动(例如快速步行)之间选择,而不是建议过度运动。每次持续 20~40 分钟,每天至少一次,应在饭后 1 小时左右进行。步行 30 分钟可以消耗大约 377 kJ(90 kcal)的热量;中速步行 30 分钟可消耗热量 628 kJ(150 kcal)。在整个妊娠期间,最好通过适当的饮食和运动将患者的体重增加控制在 10~12 kg 的范围内。

（三）分娩期管理

1. 分娩期的选择

应根据胎儿的生长发育、身体功能、母亲的糖尿病控制和并发症来分析确定终止妊娠的时机,以达到最大的胎儿成熟度,避免胎儿死亡。妊娠 35 周前的婴儿死亡率相对较高,而妊娠 36 周后胎儿死亡的发生率逐渐增加。因此,建议选择在 36~38 周终止妊娠。在以下情况出现时,应随时考虑终止妊娠:①妊娠会严重加重高血压,尤其是发生子痫的患者。②酮症酸中毒治疗效果不佳时。③肝肾损伤、增殖性视网膜病变、心脏动脉硬化。④严重感染。⑤营养不良的孕妇。⑥胎儿生长缓慢。⑦胎儿状况不佳或严重羊水过多。⑧胎盘功能不良或胎儿处境危险时。

2. 分娩方式的选择

糖尿病本身不是剖宫产的特征,在巨大儿、胎盘功能障碍、严重糖尿病、胎位异常或其他妊娠指征时应进行剖宫产。应在手术前 3 小时停用胰岛素,以防止婴儿低血糖。

（四）终止妊娠过程中注意事项

1. 促胎肺成熟

引产或剖宫产前遵医嘱应用地塞米松,以减少新生儿呼吸窘迫综合征的发生。

2. 防止低血糖

产程中遵医嘱应用葡萄糖与胰岛素,防止低血糖的发生。

3. 密切观察产程

阴道分娩时要注意子宫收缩情况和胎心率,避免长时间分娩导致产后胎儿缺氧和孕妇酮症酸中毒。

4. 预防产后出血

遵医嘱于胎肩娩出时肌内注射缩宫素。

5.预防感染

保持腹部及会阴部伤口清洁干燥。遵医嘱继续应用抗生素,适当推迟伤口拆线时间。

6.遵医嘱及时调整胰岛素用量

胎盘排出后,胰岛素抵抗显著降低。在分娩后 24 小时内,以原始值的 1/2 使用胰岛素,第二天使用原始值的 2/3,并根据空腹血糖水平调整剂量。胰岛素的剂量通常在分娩后 1~2 周之前逐渐恢复到妊娠前阶段。

(五)产褥期

为了预防产后感染,除了腹部与会阴部保持清洁之外,还应该保持皮肤清洁。如产妇未用对婴儿有害的药物,鼓励母乳喂养;但母乳喂养可使母体血糖降低,对于使用胰岛素者需调整胰岛素用量。指导产妇定期进行临床诊断和治疗,评估其糖尿病的发病情况。产后应使用长期避孕药,根据情况选择适宜的避孕方式。与工具和宫内节育器避孕方式相比,口服避孕药的避孕成功率较高,但有血管病变或高血压、血栓性疾病的妇女慎用雌孕复合激素;单纯孕激素的口服避孕药较复合避孕药容易发展成糖尿病,所以有糖尿病家族史者不宜使用;无生育要求者可选择绝育手术。

第五章 异常分娩

◀ 第一节 产力异常

产力是指迫使胎儿及其附属物离开子宫的力,包括子宫收缩力、腹部收缩力和横膈膜收缩力,以及肛门提肌收缩力。产力的主要力量是宫缩,宫缩贯穿整个生产过程。在生产过程中,如果宫缩的节律、对称性和极性异常,或者强度或频率发生变化,则称为异常子宫收缩,简称产力异常。临床上可分为两组:子宫收缩乏力和子宫高收缩,每一组又分为协调性宫缩和不协调性宫缩。

一、子宫收缩乏力

子宫收缩乏力(uterine inertia)是指子宫收缩强度低,为子宫收缩力异常中常见的一种;而子宫收缩力则是产力的主要组成部分。

子宫收缩乏力虽然宫缩强度低,其协调性正常,但是阵缩间隔时间长,持续时间短,羊膜腔内压力低。按出现时间的不同,又可分为原发性(产程开始即出现)与继发性(产程进展一段时间后出现)。

（一）病因

子宫收缩乏力通常是由多种因素引起的,常见的原因如下。

1. 头盆不称或胎位异常

由于胎先露部位下降受到影响,不能准确地贴附下宫颈和宫颈开口部分,并且不能发生局部反射性宫缩,这导致了继发性宫缩。

2. 子宫局部因素

子宫壁膨胀严重(如多胞胎、胎儿过大、液体摄入过多等)会导致子宫内肌肉失去收缩能力。多胎诱发子宫肌肉收缩和结缔组织增生,从而影响子宫收缩。子宫发育不良、子宫畸形(如双角子宫)、子宫肌瘤等可引起子宫收缩乏力。

3.精神因素

初产妇,特别是35岁以上的高龄初产妇,过度的恐惧和焦虑会导致大脑功能障碍,通常会有睡眠减少、膀胱充盈、术后营养不足和过度的体力消耗、水和电解质紊乱等,从而导致子宫收缩乏力。

4.内分泌失调

分娩后,子宫肌肉的收缩会受到雌激素、催产素、前列腺素和催宫素受体水平降低的影响,减少合成和释放,雌/孕激素比例失衡,减少大脑中蛋白质的量,影响子宫收缩能力。目前认为,子宫平滑肌细胞的收缩应该含有肌动蛋白、磷酸化肌浆蛋白和能量供应。子宫平滑肌细胞中 Ca^{2+} 浓度降低,肌质轻链激酶和 ATP 酶缺乏,会影响肌肉细胞的收缩,导致子宫收缩乏力。

5.药物影响

分娩期间使用高剂量的镇静剂、麻醉剂和镇痛剂,如吗啡、氯丙嗪、硫酸镁、哌替啶和苯巴比妥钠,可以抑制子宫收缩。

(二)分类

根据时间的不同,可分为原发性和继发性子宫收缩乏力两种。

1.原发性子宫收缩乏力

产程开始后即表现子宫收缩乏力,宫缩强度不增加,频率不加快。

2.继发性子宫收缩乏力

产程开始时子宫收缩良好,在产程中因某种原因,影响子宫收缩,使产程停滞不前或进展缓慢。

(三)诊断

子宫收缩虽协调,但持续时间短,间歇时间长,力量弱。宫缩高峰时子宫底部不硬,宫腔压力不超过 4 kPa(30 mmHg),不足以使宫颈按正常速度扩张,胎先露下降缓慢,通过产程图观察可有下列情况。

1.潜伏期延长

宫颈扩张3 cm之前为潜伏期,正常为8～16小时,>16小时为延长,多见于原发性子宫收缩乏力。

2.活跃期延缓或停滞

宫口从3 cm至完全开大为活跃期,正常4～8小时,宫颈扩张进程每小时<1.2 cm 为延缓,宫颈停止扩张达 2 小时以上为停滞,多见于"继发性子宫收缩乏力"。

3. 胎头下降延缓或停滞

在子宫口扩张 9~10 cm 阶段,如果胎头下降角每小时小于 1 cm,则表明胎头下降延迟,如果下降不超过 1 小时,则表明胎儿头部未继续下降。

4. 第二产程延长或停滞

>1 小时无进展为停滞,>2 小时为延长。如正规宫缩开始后,总产程>24 小时,则称为滞产。

(四)对母儿的影响

1. 对产妇的影响

由于分娩时间长导致产妇无法正常休息,食物摄入少,精神疲劳和体力消耗,产妇会出现胀气和小便潴留的症状,重者可引起脱水、酸中毒;如果第二产程延长,膀胱长时间受压,可引起阴道膀胱或尿道阴道瘘,局部组织缺血、水肿、坏死和炎症;子宫收缩无力,影响胎盘的取出和分娩,从而延迟子宫壁血窦的闭合,引起产后出血。

2. 对胎儿及新生儿的影响

不协调性宫缩乏力可引起胎儿-胎盘循环障碍,导致胎儿窘迫;子宫收缩乏力的配合延长了手术时间,增加了手术风险,并增加了新生儿出生的风险。

(五)治疗

1. 协调性子宫收缩乏力

不论是原发性还是继发性,子宫收缩乏力治疗的原则首先是分析原因,并对不同原因进行适当的治疗。如了解孕产史、注意产妇一般情况、检查胎儿头盆功能和异常情况、了解子宫颈和胎儿的表现、胎儿大小、有无骨盆狭窄,综合以上情况,如果预估阴道分娩和其他剖宫产指征无法完成,则应进行剖宫产。如果确定胎儿没有头盆缺陷或胎位异常,估计可以进行阴道自然分娩,应进行以下处理。

(1)第一产程。

1)一般治疗方法:①消除孕妇紧张心理,注意休息,鼓励多餐。②不能进食的个人应接受补充营养,并接受 500~1 000 mg 10% 葡萄糖注射液静脉给药和 2 g 维生素 C;当发生酸中毒时,使用 5% 碳酸氢钠治疗酸中毒;当出现低钾血症时,保持缓慢的静脉注射氯化钾。③当孕妇乏力时,缓慢地肌内注射 10 mg 地西泮或 100 mg 哌替啶。④对于子宫开口扩大<4 cm 且有胎膜的初产妇,应使用温肥皂水促进肠道蠕动,加强宫缩。⑤尿潴留者,诱导排尿,无效时及时导尿。破膜超过 12 小时给予抗生素预防感染。

2)加强宫缩:加强宫缩的处理一定是在密切观察胎心变化的前提下进行。具体处理有物理方法及应用外源性缩宫药如下。①物理方法:包括对排尿困难或有尿潴留者实施导尿;对宫口扩张不足 3 cm、胎膜未破、无头盆不称者用温肥皂水灌肠,上述处理利于胎先露下降扩张宫颈;对宫颈已扩张 3 cm 以上、胎头已衔接者行人工破膜术,使胎头直接压迫、扩张宫颈及阴道,引起反射性子宫收缩;此外针刺合谷、三阴交等穴位,手法刺激乳头等也可引起宫缩。②药物:静脉滴注催产素适用于子宫收缩乏力、宫颈扩张 3 cm、胎儿心脏质量好、胎儿身体和头盆平衡的患者。对于不敏感的人来说,催产素的含量可以根据需要增加。注射地西泮可以放松平滑肌肌肉,软化宫颈,促进宫口打开,适合减缓子宫口打开和宫颈水肿的速度。前列腺素(地诺前列酮)具有促进子宫收缩的作用。控制方法是静脉注射和局部用药(放置在阴道穹隆后)。

经过上述治疗后,如果产程仍然没有进展,或者有胎儿窘迫的迹象,应及时进行剖宫产手术。

(2)第二产程:如果没有头盆功能不全,可给予催产素以改善子宫收缩。如果胎儿头部的双顶直径穿过中央骨盆平面,胎先露高位已达+3 或以下,可选择阴道分娩,必要时会阴切开行胎头吸引术或产钳术助娩;若胎头未衔接,胎儿宫内窘迫,估计短期内难以经阴道分娩,应以剖宫产结束分娩。

(3)第三产程:治疗的重点是预防产后出血。胎儿的前肩通过开放的阴道分娩,即静脉推注缩宫素 10 U 或麦角新碱 0.2 mg,同时给予 10～20 U 缩宫素静脉滴注,加强宫缩。

2.不协调性子宫收缩乏力

处理原则是恢复子宫正常节律性和极性。给予适当的镇静剂如地西泮、哌替啶等,孕妇需要充分休息,睡眠充足后,通常可以使子宫内恢复平静。恢复前应禁用催产素。如果在上述治疗后,宫缩仍无法治愈,以及腹胀或头盆功能不全,则需要进行剖宫产手术。若不协调宫缩已被纠正,子宫收缩极弱,可采用协调性子宫收缩乏力的方法加强宫缩。

二、子宫收缩过强

（一）原因

原因目前还不太清楚，可能与以下因素有关。

（1）催产素使用不当，如过量或对催产素敏感的人，会导致宫缩强直。

（2）急产多发生于经产妇，主要原因是产道阻力小。

（3）产妇的精神过度紧张，过度疲劳及多次、粗暴地进行阴道神经的利用可以诱导子宫壁的局部肌肉痉挛，从而引起不协调性子宫收缩严重。

（二）临床表现

1. 协调性子宫收缩

宫缩的节律、均匀性和极性是正常的，只有过度和频繁地宫缩，子宫压力超过 50 mmHg。如果产道没有阻力，子宫颈会很快打开，分娩会在短时间内结束。宫颈口扩张速度大于 5 cm/h（初产妇女）或 10 cm/h，总分娩时间小于 3 小时，则称为急产。如果患有头盆功能不全、胎儿胎位异常或子宫瘢痕，产后妇女通常会发生病理缩复环或子宫破裂。

2. 不协调性子宫收缩过强

（1）强直性子宫收缩：常见于缩宫药使用不当。其特征是子宫收缩失去了节奏，表现为持续的、紧张的收缩。孕妇经常因为腹痛而烦躁不安，不愿被触压腹部，使胎儿心率和胎位难以识别。如果与产道梗阻并发，可形成病理缩复环。

（2）子宫痉挛性狭窄环：子宫壁肌肉痉挛和不协调收缩形成的一个狭窄的圆圈，这些肌肉伸展而不能放松，称为子宫痉挛窄环。它经常发生在子宫上下部分的交界处，也可以发生在胎儿身体最窄的部位，如颈部和腰部。由于精神压力、过度疲劳、催产素使用不当或粗暴的产科检查、处理所致。孕妇可能会经历持续的腹部疼痛、情绪焦虑不安、宫颈扩张缓慢、胎显露表现停滞和胎动延迟。阴道诊断可以触及狭窄的环，其特征是不随子宫收缩而上移，与病理性回缩环不同。狭窄环可发生在任何产程，若发生在第三产程，表现为胎盘滞留。

(三)对母儿的影响

1.对产妇的影响

过度过强的宫缩,以及快速的产程,都会导致初产妇的宫颈、阴道和会阴发生撕裂损伤。如果胎先露的下降受到阻碍,可能会发生子宫破裂。分娩期间不使用抗生素会导致产后感染。妊娠后子宫肌肉收缩不当可导致胎盘留存在子宫内或产后出血。

2.对胎儿及新生儿的影响

过度或频繁的宫缩会影响子宫和胎盘的血液循环,导致胎儿在子宫内缺氧,从而导致胎儿窘迫、新生儿窒息,甚至死亡。如果胎儿分娩过快,胎儿头部在产道中的压力突然消失,可能会导致新生儿颅内出血。

(四)治疗

1.协调性宫缩过程

有紧急分娩史的孕妇应在分娩前入院。临产时,做好分娩前准备,以备及时抢救窒息婴儿。分娩后,仔细检查软产道有无裂伤,有裂伤者及时缝合;肌内注射维生素 K_1 10 mg 对婴儿有预防颅内出血的作用。如果消毒为时已晚,将向腹部肌内注射 1 500 U 破伤风抗毒素,并对产妇进行消毒以防止感染。

2.不协调性子宫收缩过强

(1)解除病因:对于不协调性宫缩过强的处理关键是调整子宫收缩。首先应解除引起不协调宫缩的病因,如产妇过度紧张、不当的宫缩剂应用、粗暴的或反复的阴道检查等,去除一切刺激,耐心细致地做好产妇的思想工作,解除产妇心理顾虑。

(2)药物治疗:为使产妇安静休息,应适当地应用镇静剂,如哌替啶50～100 mg 肌内注射或地西泮(安定)10 mg,稀释后静脉注射,常可消除不协调宫缩。恢复正常宫缩后,应继续密切观察产程进展与胎儿情况,使产程顺利进展。

(3)手术治疗:当强直性收缩在用药与休息后不能纠正,并当胎儿在子宫内出现问题,子宫颈尚未完全打开时,应立即进行剖宫手术以结束分娩。如宫口已开全,可根据胎先露的高低与手术产的难度,选择在腰麻或全麻下(麻醉后强直性宫缩可松解)产钳助产或剖宫产结束分娩。尽快使胎儿脱离不良环境。有过不协调性宫缩过强的产妇,产后往往出现产后出血,应特别小心加以预防与处理。

◀◀ 第二节　产道异常

产道异常包括先天性骨骼产道缺陷和先天性产道异常。临床上,骨骼产道缺陷很常见,产道异常会影响胎儿的正常娩出。

一、骨产道异常

骨盆狭窄是指骨盆线很短或形状异常,使小腹的骨盆超过胎儿所能通过的限度,影响胎儿先露部分的下降条件,影响产程的顺利进行。狭窄的骨盆可以为单个直径过短或多个直径过短,也可以为单个狭窄平面或多个狭窄平面。当直径较窄时,需要分析同一平面内另一个直径的大小,然后根据整个盆腔的大小和形状进行定性分析,以确定准确性。

(一)分类

1.骨盆入口平面狭窄

骨盆平面穿透前后的直径较窄。中国女性的骨盆有两种类型。①单纯扁平骨盆:骨盆穿透呈水平扁平圆形,骶岬向前下方突出,出现骶骨中央凹,骨盆穿透前后直径较短,直径正常。②佝偻病性扁平骨盆:佝偻病的软骨头会导致骨盆变形。骨盆的入口呈横的肾形状,骶岬向前突出,骶凹消失,骶骨下段后移变直,尾骨前勾。髂骨取出导致髂嵴直径≤髂棘直径,坐骨结节外翻,耻骨弓角度增大,出口直径增大。

2.中骨盆及骨盆出口平面狭窄

包括漏斗骨盆及横径狭窄骨盆。

(1)漏斗骨盆:骨盆入口的主要直径是相同的,但骨盆两侧的壁向内倾斜,就像漏斗一样,即所谓的漏斗形状的骨盆。其特征是骨盆中部和出口平面明显狭窄,耻骨弓角度小于90°,坐骨结节出口直径和桡骨侧径<15 cm,这在男性骨盆中很常见。

(2)横径狭窄骨盆:其特征是骨盆入口、骨盆中央和骨盆出口的横向直径均较短,前后直径稍长。坐骨切迹较宽,骶骨外径正常,髂棘直径缩短,与类人猿骨盆相似。因此,它也被称为类人猿骨盆。

3.畸形骨盆

骨盆外形失去正常形态及对称性,此类骨盆较少见。有先天发育异常或外伤引起的骨盆畸形、脊柱病变所致的畸形骨盆或髋关节病变所致的骨盆畸形,如骨软化症骨盆等。

严重的畸形骨盆从阴道分娩困难,需行剖宫产结束分娩。

(二)诊断

分娩时,骨盆是一个固定因素。骨盆狭窄影响胎儿胎位和胎先露部位的下降,影响分娩过程中的宫缩。在估计分娩难度时,骨盆是做出决定的重要因素。在怀孕期间,检查骨盆、头盆的异常,并进行早期诊断以确定合适的分娩方法是很重要的。

1.病史

询问孕妇是否患有影响骨盆异常的疾病,如软骨病、脊髓灰质炎、脊髓疾病和髋关节疾病,以及是否有受伤史。如果是有分娩史的孕妇,应该询问其以前的生育史,了解是否有难产史及难产原因,新生儿是否有出生损伤等。

2.全身检查

测量身高时,身高低于 145 cm 的孕妇应注意骨盆较小。观察孕妇的体型和步态,看是否有跛行、脊柱和髋关节畸形、米氏菱形窝对称,以及是否有尖腹及悬垂腹的迹象。

3.腹部检查

(1)一般观察:观察腹部形状,用尺子测量子宫的长度和腹部周长,用B超观察胎儿表现与骨盆的关系,还需测量双顶径、胸部、腹部直径,以及胎儿头部的股骨长度,以预测胎儿的体重并确定其是否可以穿过骨产道。

(2)胎位异常:由于头盆不对称和胎儿头部难以穿透骨盆,如臀位和肩部,狭窄的骨盆穿透通常会导致胎位异常。骨盆中部狭窄会影响已经进入盆底的胎儿头部的旋转,这增加了枕横位和枕后位的风险。

(3)预估头部和骨盆之间的关系:在正常情况下,一些首次怀孕的妇女胎头应该在出生前2周头部进入骨盆,而多胞胎的妇女胎头则应该在临产后进入骨盆。如果已经临产,胎儿头部尚未进入盆腔,则应充分估计骨盆与头部的关系。

（三）对母儿影响

1. 对产妇的影响

如果骨盆狭窄的平面影响胎儿头部的连接,中骨盆平面狭窄影响胎头内旋转,可致胎位异常;对胎儿先露下降部分的干预通常会导致继发性子宫收缩和乏力,延长分娩时间,并增加产后出血概率;产道受压过久,可形成尿瘘或粪瘘;个别情况下伴宫缩过强形成病理缩复环,可致子宫破裂;因滞产行阴道诊次数增多,增加了产褥感染机会。

2. 对胎儿的影响

骨盆狭窄使胎头高浮或胎膜早破,使脐带先露及脱垂机会增多,易致胎儿窘迫及死亡;胎头内旋转及下降受阻,产道的持续压迫,以及手术助产技术的增加,也会导致婴儿血压升高及其他出生损伤和感染。

（四）分娩时的处理

确定骨盆狭窄的类型和程度,分析明确胎儿的大小和位置、是否存活、孕产次、宫缩强弱、产程进展等,综合分析,从而决定分娩方式。

1. 一般处理

为产后妇女提供便利,确保充足的营养和水分摄入,必要时补充液体;注意休息,监测子宫内情况和胎儿情况,并研究胎儿先露部位的下降和子宫开口的扩张情况。

2. 明显头盆不称

骶骨外径<16 cm,入口前后径<8.5 cm,如果足月胎儿无法进入骨盆,应进行剖宫产。

3. 轻度头盆不称

骶耻外径 17～18 cm,入口前后径 8.5～9.5 cm,胎儿体重 2 500～3 000 g,在严密监护下试产。如宫缩每隔 3～5 分钟 1 次,每次持续 40～50 秒,胎膜已破观察 2 小时,未破观察 4～6 小时,胎头能入盆,产程有进展为试产成功,可经阴道分娩,反之为失败,需剖宫产。

4. 头盆不均倾

胎头进入骨盆时以一侧顶骨先入盆,称头盆倾度不均,靠近耻骨的顶骨先入盆,为前头盆倾度不均,反之为后头盆倾度不均。前者分娩有困难,常需作剖宫产,后头盆倾度不均如先露下降达棘下 3 cm 以下,可以阴道助产分娩。

二、软产道异常

软产道包括子宫下部、宫颈、阴道和外阴。由软产道异常引起的难产是罕见的,而且很容易被忽视。软产道异常可因先天发育异常或后天疾病所致。

(一)外阴异常

(1)会阴坚韧:常见于初产妇,尤其是 35 岁以上的初产妇。由于组织坚韧,没有弹性,会阴延伸不良,阴道开口狭窄。在第二产程中,胎儿先露部位下降受到阻碍通常会有并发症,在分娩胎儿头部时会导致严重的会阴撕裂伤。分娩期间,应采取相应预防措施。

(2)外阴水肿:患有先兆子痫、贫血、心脏病和慢性肾炎的孕妇可能会罹患全身性水肿和严重的外阴水肿,这会影响胎儿在分娩期间的先露部位下降,导致组织损伤、感染和治疗不当等。临产前,可使用 50% 硫酸镁溶液进行局部湿敷处理;临产后,如果仍有剧烈疼痛,可以在遵循严格的消毒前提下进行点刺皮肤放液。分娩期间,可以进行会阴的侧切手术。

(3)外阴瘢痕:创伤后、化学性药物腐蚀或炎症后遗症瘢痕萎缩,可导致阴道狭窄,影响胎儿先露部位的下降。如果瘢痕面积不大,可以在分娩期间进行会阴切开术。如果瘢痕面积太大,难以扩大,就需要进行剖宫产手术。

(二)阴道异常

(1)阴道横膈:通常位于阴道的上部。通常在横膈膜的中间或略外侧有一个小孔,很容易被误认为是宫颈的外口。阴道横膈影响胎儿先露部位的下降。当膈膜变薄时,在直视下由一个小孔形成一个"X"形切口。分娩后,取出残留的膈膜,并用间断或连续缝线缝合残留端。

(2)阴道纵隔:阴道纵隔可以同时具有双子宫和双宫颈。当胎儿在子宫一侧下降时,纵隔被向外推,分娩往往畅通无阻。当阴道纵隔出现在子宫颈时,它有时就在胎先露部位的前面。如果纵隔较薄,可以独立破裂,分娩是畅通的;如果纵隔增厚并扭曲阻碍胎先露部位的下降,可以切断纵隔的中部。分娩后,可以切除残留的膈膜,并用肠道缝线或锁边缝合最后的部分。

(3)阴道狭窄:由于化学药物腐蚀、分娩损伤和其他原因导致阴道瘢痕萎缩形成阴道狭窄,使胎先露部下降困难。如果位置不高,狭窄程度小,较大的会阴手术会使胎儿通过阴道分娩;如果位置过高,狭窄严重,应进行剖宫产以完成分娩。

(4)阴道尖锐湿疣:妊娠期阴道尖锐湿疣的发育往往较为迅速,可以在早期治疗。若分娩时尖锐湿疣生长的范围广泛,易发生软产道裂伤,新生儿可患喉乳头状瘤,应行剖宫产手术完成分娩。

(三)宫颈异常

(1)宫颈外开放性粘连:常见于分娩受阻时。当宫颈消失但宫颈没有扩张时,它是一个非常小的洞。一般来说,只要在手指上施加一点压力来分离小孔,宫颈就可以在短时间内完全打开。但有时为了使子宫开口更大,需要进行子宫颈切开手术。

(2)颈部水肿:常见于骨盆扁平、持续性枕后位或分娩延迟。在子宫口完全打开之前过早使用腹压,导致子宫颈前唇长时间压在婴儿的头和耻骨处。血流回流受阻,导致水肿,影响宫颈的扩大。对于轻症的情况,可以将孕妇的臀部抬高,以减轻婴儿头部对宫颈造成的压力。

(3)宫颈坚韧:经常在宫颈没有弹性的高龄初产妇中发现,不易扩张。可在宫颈两侧各注射 1% 普鲁卡因 5~10 mL 或静脉推注地西泮 10 mg 以软化宫颈,如果治疗无效且宫颈未扩张,则需要进行剖宫产手术。

(4)宫颈瘢痕:宫颈瘢痕致分娩时宫颈扩张困难。如果子宫收缩强烈,子宫颈没有扩大,就需要进行剖宫产手术。

(四)子宫异常

以子宫肌瘤合并妊娠较多见,位于子宫下段及宫颈的大肌瘤,阻塞产道,影响胎头入盆,必须做剖宫产手术。如果子宫肌瘤位于骨盆上方,胎儿的头部插入骨盆,可以经过阴道分娩,肌瘤待产后再行处理。

◀◀ 第三节 胎位异常

胎位异常(abnormal fetal position)是造成难产的常见因素之一,约占分娩总数的 10%,其中,胎儿头部在骨盆中的旋转是受阻的,形成了枕横位和枕后位置的延伸。首先出现旋转异常的胎头表面,还有一个高而直的胎头位置,前部位置不均匀。

一、持续性枕后位、枕横位

在生产过程中,胎儿头部固定在枕后或枕横位置。在下降期,由于宫缩,胎儿头部的枕部通常可以向前翻转135°或90°,并始终处于枕部前部位置。胎儿头部只有5%~10%的枕骨在分娩后期才能继续向前移动,而它位于母体骨盆的后部或侧面,导致分娩出现问题,通常称为枕后位或枕横位。国外的发病率约为5%。

(一)病因

1.骨盆异常

异常的骨盆形态和大小是增加枕后位和枕横位风险的重要因素。它经常发生在男型骨盆或者类人猿型骨盆中。这两种骨盆的特点是骨盆入口平面的前半部分狭窄,不适合胎儿头部和枕部连接。后半部较宽,胎儿头部很容易附着在枕叶或枕叶横向位置。这种类型的骨盆通常伴随着骨盆平面和骨盆出口平面之间的狭窄入路,这会影响胎儿头部在骨盆平面中的向前旋转,并成为一个规则的侧向或规则的枕横向位置,以改变盆底的形状。

2.胎头俯屈不良

枕后和枕横位向胎儿头部屈曲较差,枕额直径(11.3 cm)穿过产道,与枕下前囟直径(9.5 cm)相比增加了1.8 cm,影响了胎儿头部在骨盆中的旋转。如果附着在枕后位置,胎儿脊髓与母体脊髓密切相关,不利于胎儿头部的俯屈。胎儿的额叶在胎儿头部的下降部分变得最低,而最低的部分往往转向骨盆的前部。

3.子宫收缩乏力

它可以反映胎儿头部的下降、变化和内部旋转情况,这很容易导致枕后或枕横位增加。相反,规则的枕后或枕横位会影响胎儿头部的下降情况,也会导致宫缩和疲劳,两者相互影响。

(二)诊断

1.临产后表现

分娩后,由于胎儿头部俯屈差,无法准确黏附在子宫颈上,使子宫收缩力变弱,减缓子宫颈的开放,产程延长。枕骨位于后方,直肠直接受压,故在宫口未开全时,产妇即有下坠、排便感及明显的腰部酸痛感,常过早地使用腹压,引起疲劳。此外,子宫颈受压过久,容易发生水肿。以上情况均可影响产程进展,常见宫颈扩张活跃期及第二产程延缓。

2. 腹部检查

在子宫底部触摸胎儿的臀部,使胎儿的背部朝向母亲的身体后部或侧面,并清楚地触摸胎儿的四肢。如果胎儿的头部相连,有时可以在胎儿的肢体器官上方摸到胎儿的颌骨。

3. B 型超声检查

根据胎儿头部、面部和枕部的位置,可以详细确定胎儿头部的位置。

(三)治疗

首先确定有无头盆不称。持续性枕横位,枕后位在骨盆没有异常的情况下,胎儿不大、在有效宫缩时多数可通过试产经阴道分娩。

1. 第一产程

注意使产妇保持体力,关心其情绪、休息和饮食,指导产妇勿过早屏气用力。尽量让产妇以反胎背的方向侧卧,以利于胎头枕骨向前旋转。若先露仍高或胎儿窘迫,应考虑剖宫产。

2. 第二产程

如果第二产程进展缓慢,初产妇将近 2 小时,经产妇将近 1 小时,则需要进行阴道检查。当胎儿头部的双顶径达到坐骨棘或下段的水平时,可以徒手将胎儿头部的枕部向前翻转,使矢状缝合线与骨盆出口的前后径一致,或自然分娩。如果很难转到枕前位,也可以转回枕后位,用产钳辅助分娩。当浸入后枕位置时,应避免会阴较大的横向切口,以免造成会阴撕裂。

3. 第三产程

由于生产过程较长,分娩后很容易造成宫缩乏力。胎盘分娩后,应将子宫收缩药插入静脉滴注,以防止分娩后出血。产道裂伤患者应及时治疗。

二、胎头高直位

当胎儿头部在以不屈不仰的姿态与骨盆入口相连,其矢状缝与骨盆入口平面的前后直径相似时,称为胎儿头部直立位置,其发生率国外资料为 0.6% ~1.6%,国内资料为 1.08%。胎头以不屈不伸姿势衔接于骨盆入口,枕骨位于母亲骨盆的耻骨系统后部,称为右上前方位置(枕耻骨位置);枕骨位于母体骨盆骶岬的前方,称为正后方位置(枕骨骶骨位置)。胎头高直位分娩难度大,特别是高直后位,几乎均需剖宫产,故认为是严重的异常胎位。

（一）病因

病因尚不清楚,可能与以下因素有关。

1. 头盆不称

骨盆头部功能不全是胎儿头部抬高和平直的最常见原因。常见于狭窄的骨盆入口平面、平坦的骨盆、小骨盆、狭窄的横径骨盆,尤其是当胎头过大、过小、长圆形时,容易出现胎头位置高直位的情况。

2. 腹壁松弛及腹直肌分离

胎儿的背部倾向于面向母亲的身体前方,胎儿的头部漂浮得很高。当子宫收缩时,很容易形成高直位。

3. 胎膜早破

胎膜突然破裂,羊水迅速排出。在宫缩过程中,胎儿头部的矢状缝合线很容易固定在骨盆直径的前后,形成胎儿头部的高直位。

（二）诊断

1. 临床表现

当处于高直位时,胎头很难进入骨盆,术早期盆底开口缓慢或不稳定;当胎儿的头部进入骨盆时,过程就会顺利进行;如果胎儿的头部不能固定,活动期就会停滞。当处于侧直位置时,胎儿头部不能穿过骨盆,胎儿头部也不会向下。先露部位是高浮态,早期活跃相对缓慢且不稳定。

2. 腹部检查

当胎儿的头部处于高直立位置时,胎儿会靠后靠近子宫壁的前部,因此很难触摸到胎儿四肢。胎儿的心脏位置略高,在腹部中部附近可以最清楚地感觉到。当胎儿的头部处于直立位置时,胎儿位于腹壁前部附近,有时可以在肌肉上方清晰地触摸到胎儿的下颌。

3. 阴道检查

胎儿头部的矢状缝与骨盆入口的前后直径相似,后囟在耻骨联合后,前囟在骶骨前,这意味着胎儿头部处于高直位。

（三）治疗

当胎儿的头部处于高直立位置时,很难通过阴道,一旦被发现,就必须进行剖宫产手术。当胎儿的头部处于直立位置时,如果骨盆没有异常,胎儿体型不大,分娩力强,则应给予实验时间来加强宫缩,鼓励胎儿头部俯屈,使得胎儿的头部可以转向枕部的前部位置。可经阴道自然分娩。在试产过程中要严密观察产程进展和胎心音的变化,如试产失败应行剖宫产术结束分娩。

三、颜面位

胎儿头部继续移动,导致胎儿头部与胎儿背部接触,以面部为第一点,以颌骨为指示点,称为颜面位(即面先露)。

(一)病因

1.骨盆狭窄

当盆腔入口狭窄时,胎儿头部的连接受到限制,通过向下弯曲使胎儿头部过度仰伸,阻碍了胎儿头部俯屈。

2.头部与骨盆冲突

临产后胎儿头部连接受到制约,导致胎儿头部严重仰伸。

3.腹壁松弛

经产妇腹部悬垂时胎儿背部向前屈伸,胎儿颈椎和胸椎向上延伸,形成面先露。

4.脐带短或脐带绕颈

使胎儿头部难以俯屈。

(二)诊断

1.腹部检查

因为胎儿的头部过度仰伸,进入骨盆困难,胎儿身体笔直,子宫底的位置更高。当处于前位时,很容易触摸到前壁上的胎儿四肢,并清楚地感觉到胎儿的心脏跳动。

2.肛门及阴道检查

若肛查不清时,应做阴道检查与胎臀鉴别。可辨别胎儿鼻、口、颧骨及颏部,而依颏部所在位置确定其胎位。颏在前方为颏前位,颏在后方为颏后位。

3.B型超声检查

可以明确面先露并能探清胎位。

(三)治疗

当处于颏前位时,子宫收缩良好。如果没有头盆不平衡且产力良好,就有可能自然分娩;如果出现继发性宫缩乏力,且第二产程时间较长,可以使用产钳辅助分娩,但会阴后斜切手术要足够大。如果头盆不平衡或出现胎儿窘迫,则需要进行腹部手术。

四、肩先露

胎儿纵轴的长度与母体纵轴的长度垂直,称为横产式。胎儿的身体水平位于骨盆入口的上方,肩部先呈现出来,称为肩先露。这一类型占怀孕期间足月分娩总数的0.25%,这对母亲和胎儿来说都是最糟糕的情况。如果不及时治疗,很容易导致子宫破裂,威胁母亲和孩子的生命。

(一)诊断

1.临床表现

先露出的肩部不能紧紧地压在子宫下部和子宫颈上,不能直接受到影响,容易引起宫缩和疲劳。由于颈椎与胎儿肩部的压力差异,胎膜早破是很常见的。胎膜破裂后,往往会伴随脐带和上肢脱垂,导致胎儿窘迫甚至死亡。随着子宫收缩的持续加强,胎儿的部分肩部和胸部被挤压到骨盆中,胎儿身体折叠和弯曲,胎儿颈部拉长,上肢从开放的阴道中脱出,胎儿的头部和臀部也受到骨盆入口上方的影响,形成肩部展示。子宫收缩持续增加,子宫上部越来越厚,子宫下部越来越薄。由于子宫肌壁上下段的厚度不同,产生了环状凹陷,随着子宫收缩而逐渐增加,也可以到达脐带顶部,形成病理环,这是子宫破裂的前兆。如果处理不当,子宫就会破裂。

2.腹部检查

子宫呈水平椭圆形,子宫长底低于妊娠周数,横径较宽。一侧可以触摸圆形坚硬的头部,另一侧可以触摸到臀部。当处于肩膀向前的姿势时,胎儿的背部应面向前方,触摸感到平坦;在肩部后位置,可以触摸到胎儿的膝盖。胎儿的心脏跳动在脐带两侧最为明显。

3.肛门及阴道检查

肩先露时肛门检查很难查清胎先露内容,只有当胎膜破裂,子宫开口扩大时,才可通过阴道检查确认诊断。可以通过阴道检查触摸胎儿的手、手臂、肩胛骨、肋骨和手臂,通过肩胛骨及腋窝指向可判断胎头、胎背方向。如果胎手已脱出阴道口外,可用握手法去鉴别是胎儿左手或右手。通过握手方法也可帮助判断胎方位。

4.B超检查

做B超能准确探清肩先露,并能确定胎方位。通过以上检查仍不清楚或疑有胎儿畸形、盆腔肿瘤等,亦可用B超明确。

(二)对母儿的影响

1.对产妇的影响

肩先露很难有效扩张子宫下段及宫颈,易致宫缩乏力;对前羊膜囊压力不均又易导致胎膜早破,破膜后宫腔容积缩小,胎体易被宫壁包裹、折叠,随着胎肩被挤入骨盆入口,胎儿颈部进一步侧屈使胎头折向胎体腹侧,嵌顿在一侧髂窝,胎臀则嵌顿在对侧髂窝或折叠在宫腔上部,胎肩先露侧上肢则脱垂入阴道,形成所谓忽略性横位,直接阻碍产程进展、导致产程停滞,此时如宫缩过强,则可形成病理缩复环,有子宫破裂的危险,是对母体最不利的一种胎位。

2.对胎儿的影响

胎膜早破同时先露不能有效衔接,可致脐带及上肢脱垂,直接增加胎儿窘迫甚至死产概率。妊娠足月活胎均需手术助产,若处理不及时,如形成嵌顿性肩先露时,增加了手术助产的难度,使分娩损伤机会增加。故肩先露也是对胎儿最不利的胎位。

(三)治疗

治疗的关键是预防直至临产时仍为对母儿均不利的肩先露。

1.妊娠期

如果在怀孕后期发现为肩部先露,应及时进行矫正。可以使用胸部和膝盖仰卧位,激光照射(或艾灸)到达至阴穴。上述治疗程序无效,应尽量使胎儿外旋以达到头部先露,并包裹腹部以稳定胎儿头部。

2.分娩期

分娩方式是根据产次、胎儿数量、胎儿存活率、胎儿窘迫的发生率及是否有并发症来确定的。

（1）在整个胎儿期内，有难产指征（如骨盆狭窄、前腹部、有硬手术史等），应在分娩前选择剖宫手术。

（2）初次分娩的产妇且胎儿足月，临产后需要进行剖宫产手术。

（3）经产妇且胎儿足月也可以进行剖宫产。如果子宫开口宽度超过5 cm，胎膜迅速破裂，羊水没有完全排出，可以在深乙醚麻醉下改变胎儿的位置，臀部先露出来，子宫可以完全打开以辅助分娩。

（4）如果出现任何子宫破裂威胁的症状，无论胎儿是否还活着，都需要立即剖宫产。如果在手术中发现严重的宫内感染，应将子宫一起切除。

第六章　妇女保健

〓 第一节　青春期保健

青少年是指从 10 岁到 19 岁的生长发育期,是人生从童年到成年的过渡期。还包括性征、心理特征和身体特征的发展和变化。青春期可以分为 3 部分:早期、中期和晚期,每一个阶段持续 2～3 年。青春期的早期是指女孩在月经初潮之前的快速成长阶段;中期是第二性特征的快速增长和月经初潮;在晚期,性腺的生长速度在增加,并逐步接近成人。身体的生长发育减慢并逐渐停止,然后进入成年阶段。青少年的发展受到遗传、营养、疾病、环境和人类等因素的影响。

进入青春期后,下丘脑 GnRH 的分泌也增加了,刺激垂体分泌越来越多的 FSH 和 LH。一开始,它只发生在睡眠中,之后在白天和晚上同样会分泌。青春期垂体对下丘脑的 GnRH 效应敏感。垂体除了分泌促性腺激素外,还分泌生长激素、甲状腺激素、促肾上腺皮质激素等,促进胎儿器官的快速发育、第二性征的发生,以及身体的发育。青春期中后期卵巢分泌的雌二醇对垂体 LH 的连接和分泌有很好的指导作用,垂体 LH 在排卵功能期的形成中起着重要作用,排卵功能是女性性成熟的标志。排卵后卵巢分泌黄体酮。

青春期发育的第一个迹象是乳房发育开始,称为乳房萌芽,平均年龄 9.8 岁,并逐渐发展到成年状态。乳房生长是卵巢分泌雌激素的功能。腋毛生长通常发生在乳房萌芽后。平均年龄为 10.5 岁。大约 20% 的女孩青春期的主要症状是阴毛的生长。性毛发生长是肾上腺功能的主要结果。月经初潮是青少年发育的重要指标,平均年龄约为 12.8 岁。月经初潮后 1～2 年,卵巢有一定的排卵期变化,子宫内膜偶尔出血,即经期出血,为卵巢分泌性激素的作用,是女性性发育和获得生殖功能的象征。

青年是智力发展、三观形成和信仰决策的重要阶段。由于性体质的发展、性认知存在、对同龄人的兴趣,尤其是对异性的兴趣增加,从而导致性冲动。想要了解性经验,对异性的个性和身体变化感兴趣,并逐渐欣赏异性。这一时期男女之间交流的特点非常敏感和令人惊讶,通常被视为一种激情。同时,他们的思想还不成熟,道德观念薄弱,思想力量薄弱,他们强大的生理需求有时会导致他们参与违反道德的行为,对他们的身心健康造成严重损害。

青少年的健康措施主要包括青少年的健康教育和青春期常见疾病的预防和治疗。

（一）营养及运动指导

青春是身体发育的重要阶段,需要充足的营养。重要的是要注意营养素的组合,摄入足够的营养素,避免过度饮食或节食减肥。年轻人的体育锻炼对身体健康和发育非常重要,但体育锻炼不宜过多,月经期间应避免剧烈的体育锻炼。预防营养不良、贫血、肥胖、成人疾病等。

（二）性教育

性教育是健康教育的重要内容,也是道德教育的重要组成部分。应强调性道德和性教育,并通过减少婚前性行为、提高性行为安全性,预防性传播疾病、艾滋病和提高避孕意识运动进行宣传和教育。

（三）心理卫生保健

①定期进行心理健康教育,提供咨询和电话服务。②提高青少年的素质和耐力,学习控制情绪、减轻压力的方法。③加强宣传教育,提高全社会对青少年问题的认识,预防青少年的不良问题。④加强事故预防和预防措施教育。

（四）定期体格检查

开展青春期体检,对青春期女性常见疾病进行早期诊断和治疗,如月经不调、闭经、青春期女性异常行为诊断、青春期妊娠管理、性传播疾病等。

◀◀ 第二节　婚前保健

婚前保健是《中华人民共和国母婴保健法》规定的母婴保健的辅助计

划。根据《婚前保健工作规范(修订)》规定,婚前保健服务是指婚前健康检查、婚前健康教育,并为计划登记结婚的男女提供婚前健康咨询服务。

婚前健康检查是婚前健康护理的重要组成部分,是指对影响婚姻及生育的疾病的诊断。医师通过询问病史、体检等服务,明确是否有疾病影响结婚生子,提出就诊意见。

婚前健康咨询是指计划结婚的人接受婚前健康检查的程序。婚前医学检查人员必须根据诊断结果中发现的不良事件和异常情况提出的具体问题,为他们描述诊断结果,提供医疗建议,并提供答案、意见交流和信息,以帮助被诊断对象对检查结果做出适当的决定。医师在提出"建议结婚""建议绝育""建议推迟结婚"等医疗建议时,应耐心仔细地解释科学原理,并对后果提出重要建议。

婚前健康教育是对计划结婚的男性和女性宣传和教育与婚姻及生育有关的健康知识,并将生殖健康作为优先事项。内容包括以下详细信息。①性健康信息:提供包括身体、心理和卫生知识在内的性健康教育。②生殖健康信息系统:包括怀孕原则、孕前计划、战略规划方法等。③避孕和节育指南:介绍各种避孕方法的避孕原则,重点是选择合适的避孕方法。

一、影响婚育疾病的诊断

(一)病史

1. 了解双方是否存在血缘关系

《中华人民共和国民法典》第一千零四十八条规定:"直系血亲或三代以内的旁系血亲禁止结婚。"直系血亲是指在三代以内生育自己和亲属的人,包括自己和父母、子女、祖父母、祖父母、孙子女、孙子女和孙子女。三代以内旁系是指与祖父母或外祖父母出身相同的男性和女性,例如,兄弟姐妹(包括同父异母的父母和同父异父的父亲)生活在两代人以内,而堂兄弟姐妹和表兄弟姐妹是三代人以内的血亲。由于婚姻中亲属的基因来自同一祖先,如果双方的相同基因相遇,他们的后代由这些致病性原因引起的遗传疾病的概率就会增加。

2. 双方本人健康史(包括过去病史和现病史)

重点询问与婚育相关的遗传病、神经因素、传染病的形成、主要器官疾病、生殖疾病及手术史。

3.个人史

重点问及工作和地址、吸烟和酗酒、饮食习惯及其他可能影响生殖健康的因素。

4.月经史

详细询问女性初潮时的年龄、月经周期、月经量的大小、伴随症状和月经结束时的情况,有助于识别某些可能影响婚姻和分娩的妇科疾病。

5.家族史

重点查询亲属的结婚史和与遗传学相关的病史。持续和仔细的家庭监测和基因研究将有助于检测和分类遗传疾病,并预测后代复发的风险,从而为结婚和分娩提供指导。

(二)查体

体检是婚前医学检查的基本技术,应认真遵循具体的技术指南和操作规程。这包括一项全面的综述、第二性行为的特征以及对生殖疾病的分析。在体检过程中,如果出现精神状态异常、智力不足、面部特征异常、面部表情异常、耳聋、视力障碍、视觉障碍、手部运动障碍、手足畸形、头部缺陷、骨缺损等任何迹象,需要怀疑是否为遗传性疾病。检查女性生殖器官时,需要进行双腔直肠和腹部检查。如果需要进行阴道检查,在开始检查前应征得个人或家人的同意。除处女膜发育不良外,严禁解释其完整性。那些怀疑发育不良的人应该仔细筛查。

(三)辅助检查

1.常规必检项目

定期验血、定期尿检、女性阴道滴虫和真菌检测、梅毒检测、血液转氨酶和乙型肝炎表面抗原检测、胸部透视(如果女性可能怀孕,应避免胸部透视)。

2.其他辅助检查

血清学乙型肝炎检查、淋病、艾滋病、支原体和衣原体检查、精子常规、B超、乳汁、染色体核型分析、激素测定、活检、心电图检查、智力测定、心理诊断等应按要求或自愿原则确定。如果乙型肝炎表面抗原阳性,转氨酶升高,则需要对肝功能和乙型肝炎病毒进行"两对半"检查,以了解其感染情况和病毒定量等。

二、医学意见

（1）如果双方属于直系血亲、三代以内存在旁系血液关系，或者在医疗保健检查中存在对婚姻不合理的疾病，建议避免结婚。

（2）如果发生重大遗传疾病或其他重大疾病，而医学上判定为不适合生育的疾病的，建议写明"不赞成生孩子"。严重家族疾病，指关于因遗传原因造成的疾病，导致患者失去全部或部分独立生活能力，并有后代生育失败的风险，被认为不适合生育后代。

（3）当在传染病暴发期间、发病时的精神疾病或任何其他表明婚姻暂时终止的情况时，指示为"暂停不要结婚"；对于患有传染病或在产前诊断中发现的可能带有传染源而非初始期的传染病患者，在婚前提供产前诊断医疗建议时，应向检查人员说明情况，并提出预防、治疗和其他措施的建议。如果受试者被要求结婚，也应该尊重双方的所有需求，并建议"最好采取医疗措施来尊重受检者的需求"。

三、转诊要求

婚前保健辅助技术可以对无法检测到的疑难疾病，或没有进一步诊断标准的疾病，如特殊梅毒检测、染色体核型分析等，提供指定诊所、卫生中心或专门机构诊断。如果对婚前医学检查结果存在分歧，可以申请进行妇幼健康综合评估。婚前医院应根据确认的结果提供结婚和分娩的医疗建议，并给出分类说明。

四、保健指导

（一）婚前卫生咨询及婚前卫生指导

（1）关于婚姻和生育的医学指南通常描述和指出"同意延长婚姻"或"不建议生育"的项目，以便他们在理解的基础上对婚姻和生育做出重要决定，并采取具体措施。

（2）性咨询包括对性知识、性技巧、性健康研究及性暴力的预防和治疗的描述。

（3）生殖健康信息包括孕前准备、产前准备方法指导、产前护理、优生优育咨询、不孕不育咨询等。

（4）避孕咨询包括避孕指导、终止妊娠讨论等。

（二）婚前保健前的注意事项

（1）最好在结婚登记前3个月内进行婚姻检查。因为一旦在婚检期间发现需要进一步检查或治疗的问题，就有时间在不影响婚姻登记的情况下解决这些问题。

（2）了解一个家庭中是否有遗传病患者，甚至是否有近亲结婚者，以及与爱人是否有血缘关系；了解受检者小时候是否患有严重疾病或其他疾病，以便在婚检期间向婚前医师提供准确的医疗信息和详细信息。

（3）准备好询问需要知道的问题，并在临床前检查时咨询医师。

（4）月经期可能会影响女性的诊断，女性在产前检查时应避免月经。

◀◀ 第三节　生育期妇女保健

生育期是一个性周期，通常从18岁开始，持续30年。在这个阶段，已经建立了一个稳定的排卵期，在整个生殖期内，大约有400个大卵子从卵巢中释放出来；在每个生殖期，根据卵巢分泌的性激素的顺序，器官的各个部分都会暂时改变，这有利于生殖。生育期是女性生育活动的最高时期，在此期间，女性需要承受工作、婚姻、分娩、护理、怀孕和教育子女等社会和家庭负担。妇女的健康会受到许多负面因素影响。

育龄妇女的下丘脑-垂体-卵巢-性腺轴具有完整的概念和功能关系。性腺和卵巢工作得很好，所有的排卵周期都进行了操作，如根系发育、生长、排卵和类固醇激素的分泌。根据卵巢周期性类固醇的顺序，靶器官如子宫和乳房受到调节，并且一直存在变化。正常月经有一定的周期性，间隔时间一般为24～35天，平均28天；月经周期为2～6天；体积为30～50 mL；经血通常是暗红色的，没有凝结，有轻微的气味，有时可以看到凝结的血块。大多数女性在月经期间没有特定症状，但也有一些女性在月经前或月经期间有下腹疼痛、腰骶疼痛、头痛、失眠、情绪障碍、易怒、乳房疼痛和胃肠道症状等临床表现。

一、育龄妇女非孕期卫生保健

(一)月经异常的防治

月经对女性来说是一种独有的生理现象,但由于内分泌因素的影响,盆腔充血、全身和局部抵抗力降低、宫颈开口松弛、子宫内膜脱离后的症状都容易导致感染等疾病。

1.注意月经期卫生

(1)促进对月经生理和卫生的一般知识宣传。

(2)月经期间保持舒适稳定的情绪,避免过度悲伤、焦虑、紧张和愤怒。

(3)注意保暖、避寒,避免淋雨、洗冷水澡。

(4)避免剧烈的体育运动和锻炼,如体育比赛和长途旅行,以避免月经过多和时间过长。

(5)保持阴道外部清洁。

(6)吃适当的食物,避免吃生冷的食物,多喝水以保持肠道通畅。

(7)劳逸结合,确保充足的睡眠和休息。

2.改变不良的生活习惯

不良行为,如饮食不当、过度饮酒、吸烟、吸毒、性生活紊乱或不健康的性行为,不仅会导致身体损伤,还会导致月经异常。改变生活习惯对预防月经异常很重要。

3.出现月经异常或不规则

阴道出血应及时寻求治疗并分析原因。

(二)性行为异常的防治

生育期女性的性功能最为旺盛,夫妻应该有规律的性活动。然而,性行为的发生往往会由于一些心理或身体因素,如性欲低下、性生活困难等,导致性生活不理想,也影响婚姻和家庭生活。

1.性欲低下

性欲低下一般指没有性冲动及快感。常见的原因如下。

(1)器质性疾病,如肿瘤细胞、甲状腺功能减退、肾上腺皮质功能亢进或功能减退,以及生殖系统本身的器质性病变。

(2)对性生活的误解和传统观念的局限,害怕性交痛和妊娠痛等。

（3）对性生活的焦虑、恐惧和无聊,如对怀孕的恐惧、对性交的恐惧等。

（4）对性知识的缺乏。

2.性交困难

（1）婚前不良心理因素会导致女性严重的精神障碍,导致产后性行为中的阴道功能障碍,并使性生活变得困难。

（2）器质性疾病,如妇科疾病、生殖疾病、生殖道障碍、子宫内膜异位症等,会导致性交疼痛或困难。

异常性行为的预防和治疗:查明原因,寻求建议和早期治疗,或治疗器质性疾病。

（三）常见妇科炎症的防治

（1）注意个人卫生和月经卫生。如厕后、睡前、性生活前后用清水清洗外阴道,保持外阴道清洁干燥,经常更换内裤,穿棉质内衣等,降低感染率。

（2）就生活质量、营养、舒适度、作息平衡、规律生活、消除不良习惯、加强体育锻炼和提高身体免疫力提供建议。

（3）在出现外阴瘙痒、阴道分泌物异常、下腹疼痛等症状时及时诊断、规范和治疗。

（4）定期进行妇科检查,早期诊断和治疗。

（5）加强公共卫生设施的管理,杜绝传播途径。

二、围生育期保健

围生育期保健是指怀孕期间的各种健康措施,从孕前、怀孕、死产、产褥期到新生儿期,再到孕产妇和胎儿健康。

（一）孕前期保健

孕前期保健可以显著降低多胎妊娠和高危妊娠的风险,产前诊断可以检测影响后代的遗传和病理因素,实现优生优育。孕前保健的内容通常包括以下细节。

（1）选择适当的生育年龄有利于优生优育:18岁以下或35岁以上的妇女怀孕的风险增加,这可能导致分娩困难和其他并发症,以及胎儿的染色体疾病。

（2）怀孕前有健康的身体和心理:在工作和教育过于严格、生活环境恶劣、家庭冲突和严重精神障碍的情况下,不适合怀孕。

(3)经常治疗对妊娠有不良影响的疾病,如肝病、肺癌、糖尿病、甲亢、心脏病、高血压等,并在疾病得到治疗或改善后选择合适的妊娠时间。

(4)尽量在怀孕前戒烟戒酒。

(二)早孕期保健

妊娠早期是胚胎和胎儿分化发育的阶段,各种生物、物理、化学等因素都会受到影响,容易引起胎儿窘迫或流产。应注意疾病预防和流产。早期保健的主要内容包括以下内容。

(1)妊娠早期诊断和建立妊娠健康卡。

(2)确定基本血压和体重。

(3)对妊娠进行初步分析,了解是否有高血压、心脏病、糖尿病、肝肾病史,是否有不良孕产史。

(4)询问家庭成员是否有遗传背景。

(5)保持室内空气新鲜,避免接触污染物,避免感染,戒烟戒酒。

(6)生病吃药时,应该听从医嘱,防止药物导致畸形。

(7)了解是否接触过有害化学物质及长期暴露于辐射的历史。

(8)避免精神刺激,控制心理健康。

(9)注意营养,提供充足的热量和蛋白质,多吃蔬菜和水果。

(10)保持充足的睡眠,进行适当的活动。

(三)中孕期保健

妊娠中期是胎儿快速生长发育的阶段。胎盘已经发育成熟,不太容易流产,妊娠晚期并发症尚未发生。但在这个阶段,应该进行产前诊断,检查妊娠早期的各种并发症是否影响胎儿,从妊娠中期开始预防妊娠晚期并发症。

(1)营养必须加强,必须适当添加铁和钙补充剂。

(2)观察胎儿生长发育的各项指标。

(3)继续预防胎儿发育不良,对胎儿开放性神经管畸形和唐氏综合征进行基因分析,对疑似营养不良或遗传疾病的胎儿患者和高龄孕妇增加产前诊断。

(4)为了预防宫内出血等妊娠并发症,预防和治疗生殖疾病,应进行产前各种测试。

（四）晚孕期保健

妊娠晚期胎儿生长发育最快，胎儿体重增加。在这一点上，营养补充和胎儿生长监测至关重要。

（1）添加营养素时，应注意热量、蛋白质、维生素、微量元素、矿物质等的增加和平衡。

（2）观察儿童发展和发育的各种指标。

（3）注意预防和治疗妊娠并发症。

（4）应特别注意孕晚期身体功能的维持，以及早期及时治疗胎儿缺氧。

（5）分娩前做好心理准备。

（6）做好产后喂奶的准备。

（五）产时保健

分娩是整个妊娠期安全的关键。为那些有早产风险的孕妇提供尽早进入医院分娩建议。要重点抓好"五防一加强"：预防感染、预防晚期出生缺陷、预防分娩损伤、预防出血、预防呼吸衰竭，加强高危妊娠的孕期护理和产程管理程序。

第四节　围绝经期妇女保健

围绝经期（通常称为更年期）是指女性月经绝经前后的一段时间，这是一个生殖能力从有到无的过渡期。大多数学者认为围绝经期的年龄在 40～60 岁之间。绝经过渡期是从月经周期的显著变化到绝经前的一段时间，通常在 40 岁之后开始，平均约 4 年。绝经是指女性生命中的最后一次月经期，只有在连续 12 个月没有月经后才被认为是绝经。人类绝经发生的年龄是稳定的。女性的正常绝经年龄为 45～55 岁，平均年龄 50 岁左右。可能会出现与更年期相关的围绝经期健康问题，如围绝经期综合征、更年期过渡期功能失调性子宫出血、泌尿生殖道萎缩和绝经后骨质疏松，严重影响围绝经期妇女的身心健康和生活质量。

卵巢功能障碍、内分泌紊乱及最终的雌激素缺乏是更年期前后大脑和身体功能障碍的主要原因。在女性衰老过程中，下丘脑-垂体-卵巢轴关系的变化首先出现在卵巢，然后出现在下丘脑-垂体。

女性更年期的身体变化与卵巢衰老有关。卵巢衰老主要发生在卵泡减少和卵巢功能丧失。卵泡是卵巢的基本结构和功能部分,卵泡减少是导致绝经的主要原因。卵巢的生殖和内分泌功能随着年龄的增长而下降。生殖功能衰竭发生得更早。女性在 30~35 岁时怀孕率开始下降,在 45 岁时下降更加明显。与此同时,在生殖功能下降的过程中,其内分泌功能持续下降,主要是由于卵泡期性激素的合成和分泌减少,雌孕激素频繁变化,先是孕酮下降,然后是雌激素下降,尤其是雌二醇水平下降较明显,卵泡生长和闭锁的变化会导致雌激素水平的显著变化(E_2 40~400 pg/mL)。在整个绝经过渡过程中,雌激素水平并没有逐渐下降,只有在卵泡生长发育停止时才会下降,最终达到缺乏状态。

一、妇女围绝经期相关疾病的诊断

(一)病史

月经紊乱是绝经过渡期的常见症状。

1. 月经紊乱、闭经

经历 2~8 年无排卵性月经。由于卵泡生长和闭锁的变化,月经经常不规律,经常以短周期或长周期出现,月经血流量增加或减少,或出现血流量不规律。在没有排卵的情况下,雌激素水平的变化会导致临床上长期的子宫内膜增生和异常的子宫出血,从而影响健康。

2. 围绝经期综合征症状

围绝经期综合征症状是指由于自主神经系统功能障碍引起的一组症状,以及由于卵巢功能逐渐下降和绝经前后雌激素水平变化或下降引起的神经心理症状。主要表现为血管舒缩功能障碍和神经精神症状。症状的发生和严重程度与情绪、家庭和社会因素密切相关。

(1)血管舒张和收缩症状:发热是女性更年期的特殊症状,大多数患者感到面部、颈部和胸部突然发热,伴有出汗,持续几分钟或数分钟。晨间潮热引起睡眠障碍是贯穿性围绝经期的标志。在轻度情况下,症状可能每天出现的频率更高,在严重情况下可能超过 10 次或更多。有些人还可能出现头晕、头痛、耳鸣、头部压迫感或面部发热时胸闷。

(2)血压变化:以收缩压升高和明显变化为特征,通常伴有潮热。神经系统功能不稳定的症状如心悸、头晕、失眠、皮肤运动异常等,常伴有潮热。

（3）心脏症状：主要症状是心前区紧张或整个胸部不适，类似于心绞痛发作，但与运动无关。服用硝酸甘油无法缓解；心悸时，心电图会显示心率正常，同时出现潮热、出汗、疲劳和关节炎等症状。经过 24 ~ 48 小时的激素补充治疗后，症状可以得到缓解。

3. 泌尿生殖道萎缩症状

外生殖器干涩、性交痛等。当发生老年性阴道炎时，阴道张力增加，外生殖器瘙痒。当发生尿路感染时，会出现尿路感染的症状，如尿急、尿频和疼痛。

（二）查体

1. 全身检查

除了全身检查，乳腺检查还应注意是否有肿瘤和泌乳，排除乳腺病变和垂体闭经。

2. 妇科检查

更年期相关疾病的妇科检查通常没有显示出显著差异；更年期后，器官出现萎缩性变化。围绝经期是女性恶性肿瘤的一个高发阶段，诊断时应注意有无癌变。

（三）辅助检查

1. 内分泌激素测定

FSH>10 U/L 的临界值表明卵巢功能下降，且处于绝境过渡期。FSH ≥ 40 U/L、雌二醇（E_2）<73.2 pmol/L，提示卵巢功能衰竭。

2. 诊断性刮宫

诊断性刮宫在诊断和禁止移植过程中的止血方面发挥着作用。

3. 骨密度（BMD）测定

骨密度可以估计骨折的风险，而那些骨密度低的人有骨折的风险。双能 X 射线骨密度是目前骨密度测量的热门标准。

（四）诊断要点

1. 症状

40 ~ 60 岁的女性，有月经紊乱或腹痛，有身体不活动的症状，如潮热、出汗、易怒、失眠、抑郁和焦虑等；或出现阴道干燥、性功能障碍和泌尿生殖道萎缩症状。

2. 体征

妇科检查无异常；更年期后，器官出现萎缩性变化。

3. 辅助检查

血 FSH≥40 U/L、E<73.2 pmol/L，表明卵巢功能衰竭；骨密度（BMD）测量：BMD 值比正常成年人低 1.0~2.5 S，表明为骨缺损；骨质疏松症是指骨密度为 2.5 S 或低于正常成年人的情况。

（五）鉴别诊断

1. 围绝经期综合征

（1）以出汗症状为主要症状的患者应与甲状腺功能亢进症区分开来。患有甲状腺功能亢进症的成年人通常没有任何症状。围绝经期症状包括甲状腺功能、月经、FSH 升高和 E_2 降低。

（2）心悸、胸闷和心律失常的患者应区分是否为心血管疾病。应进行心电图检查，如有必要，应进行雌激素测试。

（3）血压升高的患者应区分高血压的程度。更年期的血压升高通常是轻微的，而且波动很大。高血压患者的血压升高是持续的。

（4）失眠作为最重要的因素，应与神经衰弱区别开来。

2. 绝经过渡期功血

40 岁以上月经不畅的女性，妇科检查和盆腔超声检查未发现生殖道病变，病史和临床表现有器质性疾病，不包括导致阴道出血的全身性疾病，子宫内膜异位症如果处于生殖期或不同阶段的变化，则被诊断为绝经过渡期功血。应该区分以下几种情况。

（1）生殖道疾病：如子宫内膜癌症、子宫内膜息肉、黏膜下子宫肌瘤、具有分泌功能的卵巢肿瘤等；生殖疾病可以使用盆腔超声、宫颈刮片、子宫内膜检查等。

（2）其他内分泌疾病：如甲状腺功能减退、甲状腺功能亢进、高泌乳素血症等。血液 PRL 和甲状腺功能测试可以提供准确的诊断。

（3）其他器官的严重器质性疾病：如肝肾功能衰竭，可以通过肝肾功能测试进行诊断。

（4）血液疾病：普通的血常规检查可以进行诊断。

（5）药物性：当用于避孕和激素替代疗法时，如果停药后月经正常，则视为药物性。

3.绝经后骨质疏松症

(1)绝经后,女性年龄在70岁以下。

(2)BMD值较正常成人低2.5 S以上。

(3)排除继发性骨质疏松。可以诊断为绝经后骨质疏松。

二、妇女围绝经期相关疾病的治疗

(一)一般治疗及药物治疗

(1)对于过渡期血液供应不足的绝经后患者,应改善血液供应不足(补充铁、维生素C、蛋白质)、预防感染(抗生素)和整体健康状况。

(2)对于有轻微围绝经期综合征症状的患者,如头痛、头晕、心悸、失眠、疲劳和焦虑,可以提供患者解释和安慰,以消除担忧,帮助他们建立信心,促进康复。建议患者保持心情愉悦,作息规律,参加适当的文化和体育活动。

(3)为了预防骨质疏松症,绝经后妇女每天应摄入1 000~1 500 mg的钙。如果饮食中的钙含量低于1 500 mg,则应添加钙和维生素D(500 U/D)。每日钙摄入量应为1 000~1 500 mg。

(4)激素替代疗法(HRT):当女性因缺乏性激素而遇到或即将遇到健康问题时,应给予她们性激素补充治疗,以治疗或预防相关的健康问题。这种疗法被称为激素替代疗法(HRT)。

初始治疗期:在卵巢功能开始下降并出现相关症状后使用。用药前预估:根据病史和诊断(根据患者实际情况选择应检查的项目,其中乳腺和子宫内膜厚度应包括常规诊断项目),评估患者是否有适应证、禁忌证和使用注意事项。

围绝经期HRT个体化用药方案:①序贯孕激素(EPT)通常用于有子宫的人,而雌激素(ET)用于没有子宫的人。②有口服和非口服药物(经皮、皮下和鼻腔喷雾)。③最常用的雌激素是天然雌激素,包括天然雌二醇、戊酸雌二醇(Bujale)、雌二醇和雌孕激素(Bemelide)。原则上,应使用最低剂量,并口服雌激素适量,以达到卵泡早期和中期的血清E_2水平,约为60 pg/mL。④常见的孕激素包括睾酮衍生物(如炔诺酮和左炔诺孕酮)、17-羟孕酮衍生物(如醋酸甲羟孕酮和醋酸甲地孕酮)和19-去甲睾酮衍生物(例如二羟孕酮)。⑤根据每位患者的不同情况,制订自我用药计划。在连续计划中,黄体酮的使用时间应达到12~14天。

（二）手术治疗

1. 刮宫术

对于绝境过渡中出现月经出血的患者,可以立即止血,具有诊断价值。在了解子宫内膜的病理变化并排除生殖器官性疾病后,应制订适当的激素治疗计划来控制周期,以避免月经出血的复发和刮宫。

2. 子宫切除术

适用于子宫颈出血、子宫内膜癌前病变或癌症患者,且无法服药。

三、围绝经期妇女的保健要点

随着人类寿命的逐渐延长,越来越多的女性进入了围绝经期。40～59 岁的女性占中国总人口的 11%,而且这一比例还在不断上升。围绝经期妇女的健康问题不仅是更年期问题,还包括癌症、心脏病、骨质疏松症、肥胖和糖尿病。卫生保健的目的是消除对健康的有害影响,开发和发展促进健康的因素,包括身体、心理、精神、环境和社会方面。目的是消除人口健康的有害作用。因此,围绝经期妇女的健康护理应包括各种健康措施。

健康教育:为了让妇女顺利度过围绝经期,一些卫生中心,特别是妇幼保健中心,需要为妇女对围绝经期的身心健康意识提供各种形式的支持和普及,以便了解围绝经期妇女的生理和心理变化,缓解她们对围绝经期的恐惧,提高自我保健意识,积极接受健康服务。

（一）建立健康的生活方式

1. 营养质量与卫生

营养质量是健康的基本物质,营养质量是实现合理营养的唯一途径。适当的营养可以预防与饮食失调相关的慢性疾病,如心脏病、高血压、糖尿病等。围绝经期妇女应选择低热量、低脂肪的食物,并注意增加钙的摄入量。停止吸烟,限制饮酒,避免过量饮用咖啡。注意个人卫生,尤其是保持阴道外的清洁,并经常更换内裤。

2. 有效的运动

运动有助于健康生活,以及保持大脑和身体之间的平衡,是预防疾病、消除疲劳、实现健康和长寿的另一因素。围绝经期妇女的缺乏运动是肥胖、心脏病、糖尿病和骨质疏松症的危险因素。体育锻炼对耐力和实验很有价值。有很多种锻炼方法,如散步、跳跃、攀岩、游泳、太极、广播体操、气功、球赛、舞蹈、武术等。这样做非常重要,每天大约半小时。肛门提肌运动对减少盆底肌肉松弛和改善泌尿系统症状是有效的。

3.体重控制

肥胖是一些慢性疾病(高脂血症、高血压、糖尿病和心脏病)的危险因素。到了中年,人们的体重会增加,腰围也会变粗。应避免及时控制饮食、体重增加和肥胖。

4.保持充足的睡眠

从睡眠中获得健康的身体,包括消除疲劳,在人体中产生新的活力,提高免疫力,提高免疫力。每晚睡 7~8 个小时。

5.保持心理健康

围绝经期妇女经常因其外表和体格出现衰老的症状而心情郁闷,也可能因社会和家庭变化而经历焦虑或失落,这可能导致抑郁和焦虑等精神障碍,从而导致与工作相关的障碍和疾病。注意作息协调,保持良好的思维,面对现实,适应环境,了解围绝经期的身体变化,学习医学知识,提高自我管理和控制能力,必要时提供心理咨询,以尽快消除障碍。

(二)加强自我监测

掌握常见疾病的健康标准和早期症状,提高自我监测能力,是自我保健的另一个方面。

1.健康的自我评价

目前,健康包括 3 个方面:身体因素、心理因素和社会因素。世界卫生组织提出的身心健康标准是"五快"和"三良"。身体健康标准——五快:吃得快、便得快、睡得快、说得快和走得快。心理标准——三良:良好的性格稳定、随和、坚强、开放;良好的处事能力,是指在与人和物体打交道时客观公正,能够适应复杂的情况并保持良好的行为;良好的人际关系,可以耐心、忠厚、乐于助人、善待他人,并能够与各种性格的人进行交往。

2.注意月经变化

围绝经期妇女的月经周期延长或缩短、经量的减少都属于绝经前的正常变化。如果月经的周期不规律、有延长或经量过多的现象,应寻求及时治疗。

3. 识别常见疾病的早期症状

围绝经期综合征是围绝经期妇女最常见的疾病。其主要症状包括潮热、出汗、失眠、感觉异常、情绪起伏大、抑郁、头晕、疲劳、关节疼痛、心悸、皮肤有蚂蚁游走感、性欲减退等,掌握围绝经期的基本知识可以帮助围绝经期妇女形成积极的态度,克服暂时的不适。如果症状严重影响生活和工作,应及时寻求治疗。

4. 乳腺自我诊断

乳腺癌是女性最常见的癌症之一,在近年来女性癌症中居于首位,其发病率远高于宫颈癌。早期基本无症状。应推广乳腺自检方法,及时发现乳腺肿瘤,及时诊断和治疗,可以提高癌症治疗效果。

5. 定期体检

每年进行妇科健康检查,包括宫颈涂片细胞学检查,有助于妇科疾病的早期诊断。

参考文献

[1]陈秀英.妇产科疾病诊治[M].北京:科学技术文献出版社,2017.

[2]程红.妇产科疾病的诊治[M].天津:天津科学技术出版社,2019.

[3]韩晓云.实用临床妇产科疾病诊疗学[M].上海:上海交通大学出版社,2018.

[4]韩燕燕.临床妇产科疾病基础与临床[M].上海:上海交通大学出版社,2021.

[5]侯亚梅.妇女保健与常见病防治[M].长春:吉林大学出版社,2016.

[6]姜瑞华.妇产科疾病论述[M].长春:吉林科学技术出版社,2018.

[7]李凤霞.妇产科疾病诊疗精要[M].北京:科学技术文献出版社,2022.

[8]李慧芳.常见妇产科疾病防治[M].长春:吉林大学出版社,2022.

[9]马建峰.妇产科疾病临床诊治精要[M].长春:吉林大学出版社,2022.

[10]阮芳.临床妇产科疾病诊疗应用[M].长春:吉林大学出版社,2019.

[11]王群.临床妇产科疾病诊疗研究[M].上海:上海交通大学出版社,2018.

[12]吴秀芳.现代妇产科疾病新进展[M].西安:西安交通大学出版社,2017.

[13]肖松舒.临床妇产科疾病诊疗学[M].长春:吉林大学出版社,2021.

[14]杨华平.妇产科疾病基础与临床[M].长春:吉林大学出版社,2022.

[15]杨丽萍.妇产科疾病诊疗精粹[M].长春:吉林科学技术出版社,2018.

[16]于雪梅.实用妇产科疾病诊断与治疗[M].上海:上海交通大学出版社,2020.

[17]于忠芹.临床妇产科疾病诊治[M].天津:天津科学技术出版社,2019.

[18]臧惠芬.妇产科疾病诊疗与手术[M].西安:西安交通大学出版社,2017.

[19]张莉.现代妇产科疾病学[M].长春:吉林科学技术出版社,2017.

[20]赵明瑜.妇产科疾病诊疗常规[M].长春:吉林大学出版社,2022.